W0254174

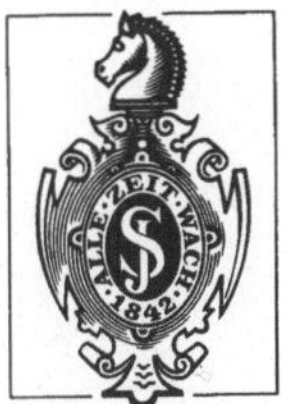
ALLE · ZEIT · WACH
1842

Eike Hoberg

ST-Streckenanalyse im Langzeit-EKG

Auswertetechnik und klinische Wertigkeit

Mit 38 Abbildungen und 22 Tabellen

Springer-Verlag
Berlin Heidelberg New York London
Paris Tokyo Hong Kong Barcelona

Priv.-Doz. Dr. med. Eike Hoberg
Medizinische Universitätsklinik
Abteilung Kardiologie, Angiologie und Pulmologie
Universität Heidelberg
Bergheimer Straße 58
6900 Heidelberg

ISBN-13:978-3-540-52752-7 e-ISBN-13:978-3-642-75806-5
DOI: 10.1007/978-3-642-75806-5

CIP-Titelaufnahme der Deutschen Bibliothek

Hoberg, Eike:
ST-Streckenanalyse im Langzeit-EKG : Auswertetechnik und klinische Wertigkeit / Eike Hoberg. – Berlin ; Heidelberg ; New York ; London ; Paris ; Tokyo ; Hong Kong ; Barcelona : Springer, 1990
ISBN-13:978-3-540-52752-7 (Berlin ...) brosch.

2119/3020-543210 – Gedruckt auf säurefreiem Papier

Geleitwort

Die ST-Streckenanalyse im Langzeit-EKG hat die pathophysiologischen Erkenntnisse, die diagnostischen Verfahren und die Möglichkeiten der Therapieüberwachung bei Patienten mit koronarer Herzkrankheit erweitert. Zahlreiche Fragen, wie Sensitivität und Spezifität der Methode bei einzelnen Formen der koronaren Herzkrankheit, bei verschiedenen Ableittechniken oder bei unterschiedlichen Definitionen ischämietypischer Episoden sind noch nicht endgültig geklärt. ST-Streckenveränderungen im EKG werden aufgrund empirischer Erkenntnis auf ischämische Veränderungen ohne klare kausale Beziehung bezogen. Im Einzelfall sollten deshalb auch andere Ursachen erwogen werden. Es sei nur an die häufig falsch-positiven Ergebnisse des Belastungs-EKG bei jungen Frauen erinnert.

Die „stumme Myokardischämie“ gehört zwar zu den am meisten diskutierten Manifestationen der koronaren Herzerkrankung, klinische und prognostische Bedeutung sind aber noch weitgehend offen.

In der vorliegenden Monographie werden von Herrn Priv.-Doz. Dr. Eike Hoberg zu diesen Problemen neue Ergebnisse der eigenen Arbeitsgruppe dargestellt, die die Erkenntnisse über Auswertung, Validität, Fehlermöglichkeiten und klinische Bedeutung des Langzeit-EKG für die Beurteilung von Patienten mit koronarer Herzerkrankung erweitern.

Heidelberg,
im April 1990

Professor Dr. W. Kübler
Direktor der Abteilung
Kardiologie, Angiologie und Pulmologie
Medizinische Universitätsklinik
Universität Heidelberg

Danksagung

Für die kompetente technische Assistenz gilt mein ganz besonderer Dank Herrn Bernd Kunze, der wesentlichen Anteil an der Erstellung aller hier vorgestellten Untersuchungsergebnisse hatte. Daneben gebührt mein Dank Frau Sabine Lackner, geb. Rausch, für ihre ausgezeichnete Unterstützung. Herr Dipl.-Math. Jochem König hat einen großen Teil der statistischen Berechnungen durchgeführt, wofür ich auch ihm dankbar bin. Schließlich möchte ich mich bei allen Kollegen bedanken, die mir mit ihrer Hilfe und Beratung bei der Planung und Durchführung der vorgestellten Untersuchungen geholfen haben – allen voran mein Chef und akademischer Lehrer, Herr Professor Dr. W. Kübler.

Heidelberg, im April 1990 Eike Hoberg

Abkürzungsverzeichnis

ACB	aortokoronarer Bypass
AM	amplitudenmoduliert
AP	Angina pectoris
AVK	arterielle Verschlußkrankheit
EF	Auswurffraktion
FM	frequenzmoduliert
HF	Herzfrequenz
HK	Herzkatheter
KHK	koronare Herzkrankheit
LAD	Ramus descendens anterior der linken Koronararterie
LCX	Ramus circumflexus der linken Koronararterie
LV	linker Ventrikel
PTCA	perkutane transluminale Koronarangioplastie
RCA	rechte Koronararterie
RNV	Radionuklidventrikulographie
VA	ventrikuläre Arrhythmie
VES	ventrikuläre Extrasystole

Inhaltsverzeichnis

Einleitung

Das Langzeit-EKG hat sich seit Jahren für die Diagnostik und Therapiekontrolle bei Rhythmusstörungen bewährt. Für den Nachweis passagerer Myokardischämien war die Methode zunächst nicht geeignet, weil ST-Segmentabweichungen mit den herkömmlichen amplitudenmodulierten (AM) Systemen verzerrt wiedergegeben wurden. Außerdem war die rein visuelle Analyse der etwa 100 000 Herzaktionen einer 24-h-Aufzeichnung zeitaufwendig und an eine ausreichende Erfahrung und Konzentrationsfähigkeit des Auswerters gebunden. So blieb die klinische Bedeutung der von Stern u. Tzivoni erstmals (1974) beschriebenen episodenhaften ST-Streckenänderungen im Langzeit-EKG zunächst unklar.

Inzwischen konnte gezeigt werden, daß frequenzmodulierte (FM) Aufnahme- und Wiedergabesysteme die technischen Voraussetzungen für eine originalgetreue Darstellung des niederfrequenten ST-Streckensignals erfüllen (Balasubramanian et al. 1980, Bragg-Remschel et al. 1982). Auch einige der jüngeren AM-Systeme scheinen für eine ST-Segmentanalyse im Langzeit-EKG geeignet zu sein (Brüggemann et al. 1989). Als Alternative zur rein visuellen Auswertung werden von den Geräteherstellern Trenddarstellungen der relativen ST-Streckenabweichung von der Isoelektrischen angeboten. Die Validierung einer solchen trendgestützten ST-Segmentanalyse steht allerdings aus und war Teilziel der vorgelegten Untersuchungen.

Für Patienten mit gesicherter koronarer Herzkrankheit (KHK) wurde nachgewiesen, daß episodenhafte ST-Streckenabweichungen im Langzeit-EKG unabhängig von begleitender Angina pectoris auf passagere Myokardischämien zurückzuführen sind (Chierchia et al. 1983; Deanfield et al. 1984b; Levy et al. 1986). Ob signifikante ST-Streckenänderungen im Langzeit-EKG bei Patienten mit unbekanntem Koronarbefund auf eine zugrundeliegende KHK hinweisen, ist jedoch weitgehend unklar. Die Indikation zur Koronarangiographie stützt sich im wesentlichen auf die Anamnese. Die diagnostische Bedeutung des Belastungs-EKG ist begrenzt, denn bei Patienten mit belastungsabhängiger Angina pectoris ist die KHK-Prävalenz so hoch, daß ein negativer Ergometriebefund die Wahrscheinlichkeit für eine vorliegende KHK nur unwesentlich verringert (Redwood et al. 1976). Zur Abklärung belastungsunabhängiger Beschwerden erscheint ein Belastungstest jedoch nicht adäquat eingesetzt. Bei dieser Fragestellung könnte sich eine kontinuierliche ST-Streckenüberwachung im 24-h-EKG als geeignetere Methode erweisen. Unter diesem Gesichtspunkt erscheint es für die Beurteilung der diagnostischen Wertigkeit von Langzeit-EKG und Belastungs-EKG wesentlich, zwischen Patienten mit streng belastungsabhängiger Angina und Patienten mit variabler Anginaschwelle zu unterscheiden, obwohl beide Manifestationsformen der KHK der stabilen Angina pectoris zugeordnet werden (Rutherford et al. 1988).

Neben der zahlenmäßigen Erfassung ischämietypischer Episoden erlaubt das Langzeit-EKG auch eine Zuordnung von Rhythmusstörungen, Herzfrequenzänderungen oder pektanginösen Beschwerden zu ST-Streckenabweichungen. So wurde bereits das Auftreten maligner ventrikulärer Arrhythmien im Zusammenhang mit ischämietypischen Episoden beschrieben (Bleifert et al. 1974; Gradman et al. 1977; Savage et al. 1983; v. Arnim et al. 1985; Hohenloser et al. 1988). Diese Berichte beschränkten sich zwar auf kasuistische Beiträge; sie bestätigten aber, daß das Verständnis pathophysiologischer Zusammenhänge gefördert wird, wenn die verschiedenen Langzeit-EKG-spezifischen Informationen berücksichtigt werden.

Ziel des *auswertungstechnischen Teils* dieser Arbeit war es, die Voraussetzungen zu definieren, unter denen eine trendgestützte ST-Segmentanalyse für den sensitiven Nachweis ischämietypischer Episoden im Langzeit-EKG geeignet sein kann. Als Grundlage für eine gut reproduzierbare, aber weniger zeitaufwendige Auswertung sollte ein Algorithmus zur Identifizierung und Charakterisierung ischämietypischer Episoden entwickelt werden. Der klinische Teil der Untersuchungen sollte Aufschluß darüber geben, welchen *diagnostischen und prognostischen Stellenwert* die ST-Segmentanalyse im Langzeit-EKG bei den beiden genannten Untergruppen der stabilen Angina pectoris hat. Schließlich sollte geprüft werden, ob die kombinierte Betrachtung von ST-Strecke, Herzfrequenz, Symptomatik und Ektopieneigung auf *pathophysiologische Zusammenhänge* zwischen diesen Langzeit-EKG-spezifischen Parametern schließen läßt. Dazu sollten außer den Aufzeichnungen von Patienten mit stabiler Angina pectoris auch die Langzeit-EKG von Koronarsportteilnehmern und von Patienten mit instabiler Angina pectoris analysiert werden.

1 Allgemeine Methodik

1.1 Langzeit-EKG

1.1.1 Aufnahmetechnik

Für die vorliegenden Untersuchungen wurden FM-Recorder (Oxford MR 20) benutzt, die im niederfrequenten ST-Streckenbereich eine quantitative Analyse von Abweichung und Steigung des ST-Segmentes ermöglichen (Balasubramanian et al. 1980; Bragg-Remschel et al. 1982). Jede Registrierung wurde geeicht, indem 10 min lang ein 1-mV-Rechtecksignal von 1 s Dauer mit einer Frequenz von 60/min (Oxford ZM.1) aufgezeichnet wurde. Registriert wurden die beiden bipolaren Ableitungen CM_5 (negative Elektrode über dem Manubrium sterni, positive Elektrode über der 5. Rippe in der mittleren Axillarlinie links) und CC_5 (negative Elektrode über der 5. Rippe in der mittleren Axillarlinie rechts, positive Elektrode über der 5. Rippe in der mittleren Axillarlinie links unmittelbar neben der positiven Elektrode von CM_5). Die Elektrode für die Erdung wurde über der 4. Rippe rechts parasternal plaziert. Vor dem Aufkleben der Elektroden wurde die Haut der Patienten ausgiebig mit einem alkoholhaltigen Desinfektionsmittel gereinigt, bei Bedarf vorher rasiert. Die Qualität des EKG-Signals beider Ableitungen wurde an einem Monitor kontrolliert, bevor die Elektrodenkabel des Recorders angeschlossen und durch Pflasterverbände zusätzlich fixiert wurden.

Von jedem Patienten wurde vor der Langzeit-EKG-Aufzeichnung anhand eines einheitlichen Fragebogens eine KHK-spezifische Anamnese erhoben. ST-T-Veränderungen im Ruhe-EKG wurden dokumentiert. Patienten mit Vorhofflimmern, komplettem Linksschenkelblock oder Digitalismedikation wurden generell von den hier vorgelegten Untersuchungen ausgeschlossen.

Die Patienten wurden angewiesen, ein Tagebuch über ihre jeweiligen Aktivitäten und Beschwerden mit genauer Zeitangabe zu führen. Bei der Abgabe des Recorders wurden die Aufzeichnungen der Patienten kontrolliert, durch detaillierte Fragen überprüft und gegebenenfalls ergänzt.

1.1.2 ST-Segmentanalyse

Über eine Abspieleinheit (Oxford PB 4) wurde das EKG mit 60facher Aufnahmegeschwindigkeit auf ein Langzeit-EKG-Analysegerät (Pathfinder, Fa. Rey-

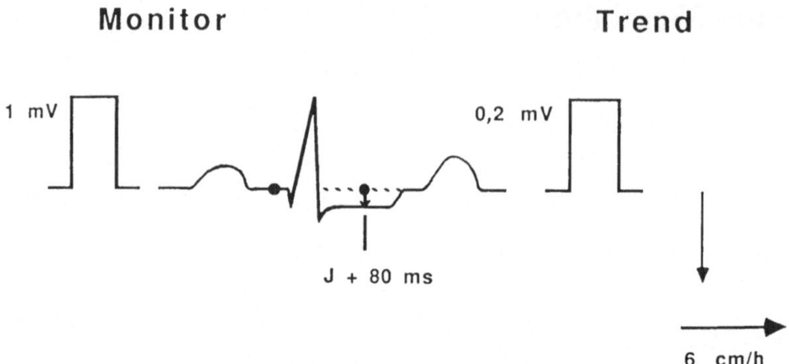

Abb. 1.1. Schematische Darstellung der Trendgenerierung von relativen ST-Streckenabweichungen. Die absolute Differenz zwischen einem Referenzpunkt in der PQ-Strecke und dem Meßpunkt 80 ms nach dem J-Punkt wurde über 9 s gemittelt und kontinuierlich registriert. Durch eine Spreizung der relativen ST-Streckenabweichungen um den Faktor 5 gegenüber der herkömmlichen EKG-Darstellung entsprach eine Ablenkung des Trendschreibers um 1 cm einer ST-Streckenabweichung von 0,2 mV

nolds Medical) übertragen. Innerhalb der PQ-Strecke wurde ein Referenzpunkt und in der ST-Strecke 80 ms nach dem J-Punkt ein Meßpunkt markiert. Die vertikale Abweichung des Meßpunkts vom Referenzpunkt sowie die Herzfrequenz wurden über 9 s gemittelt und als Analogsignale auf einen 2-Kanal-Trendschreiber (Trendsystem, Fa. Reynolds Medical) übertragen. Mit Hilfe der aufgezeichneten Eichsignale wurde das Trendsystem so eingestellt, daß eine Frequenzänderung von 20 Schlägen/min zu einer Ablenkung des Schreibers um 5 mm im unteren Kanal führte. Eine relative Abweichung des Meßpunktes in der ST-Strecke vom Referenzpunkt um 1 mV rief eine Ablenkung des Schreibers im oberen Kanal um 10 mm hervor. Nach der Eichung wurde diese Ablenkung um den Faktor 5 gespreizt (0,1 mV = 5 mm; Abb. 1.1). Der Papiervorschub konnte auf 1,5 cm/h, 6 cm/h oder 30 cm/h eingestellt werden. Im allgemeinen wurden 6 cm/h gewählt, so daß die Trends einer 24-Stunden-Aufzeichnung eine Länge von 1,44 m hatten. Positive Ausschläge entsprachen ST-Streckenhebungen, negative Ausschläge ST-Streckensenkungen. Ein Referenz-EKG konnte zu jedem Zeitpunkt mit einem Papiervorschub von 25 mm/s geschrieben werden. Dieses EKG wurde so geeicht, daß eine Amplitude von 1 mV 1 cm entsprach. Wich die QRS-Morphologie eines Kammerkomplexes von der des eingegebenen Normalschlags ab, so blieb diese Aktion bei der Mittelung der ST-Streckenabweichung unberücksichtigt. Die Auswertung erfolgte unter visueller EKG-Kontrolle für beide Kanäle getrennt voneinander.

1.1.3 Definition ischämietypischer Episoden

Von jeder Episode mit einer relativen ST-Streckenabweichung $\geq 0,1$ mV über ≥ 30 s wurden folgende Parameter protokolliert: Beginn, Gesamtdauer, Dauer der ST-Abweichung ≥0,1 mV, maximale ST-Streckenabweichung und maximale Herzfrequenz. Außerdem wurden die Episoden entsprechend den Patiententagebüchern als symptomatisch oder asymptomatisch klassifiziert. Anhand der während jeder Episode geschriebenen Referenz-EKG erfolgte eine Klassifizierung der ST-Streckenabweichungen als Hebung bzw. als aszendierende, horizontale oder deszendierende Senkung. Abrupte ST-Streckenänderungen blieben unberücksichtigt, da sie als lagebedingt identifiziert wurden (vgl. 2.3). Als ischämietypisch wurden episodenhafte ST-Streckenhebungen und deszendierende oder horizontale ST-Streckensenkungen ≥0,1 mV gewertet, wobei die Gesamtdauer der ST-Streckenabweichung mindestens 1 min betragen mußte. Für eine Abgrenzung gegenüber einer folgenden ischämietypischen Episode mußte die Grundlinie wenigstens 1 min lang wieder erreicht sein. Spätaszendierende ST-Streckensenkungen wurden nicht als ischämietypisch eingestuft. Angaben der Patienten über pektanginöse Beschwerden ohne signifikante ST-Streckenveränderungen wurden für jede Langzeit-EKG-Aufzeichnung dokumentiert.

1.2 Belastungs-EKG

Alle Belastungs-EKG-Befunde beziehen sich auf eine im Sitzen durchgeführte Fahrradergometrie mit stufenweisem Anstieg der Belastung. Begonnen wurde mit 50 W; alle 2 min wurde die Belastungsstufe um 25 W erhöht. Die Ableitung V_6 wurde kontinuierlich auf einem Monitor überwacht. Vor Beginn der Belastung und zu Ende jeder Minute wurden die Ableitungen I, II, III, V_2, V_4 und V_6 auf einem 6-Kanal-EKG-Schreiber (Mingocard 7, Fa. Siemens-Elema) 6 s lang mit einem Papiervorschub von 50 mm/s aufgezeichnet. Der Blutdruck wurde nach Riva-Rocchi vor der Belastung und am Ende jeder Belastungsstufe gemessen und protokolliert. Es galten die üblichen Abbruchkriterien einer symptomenlimitierten Belastungsuntersuchung. Als ischämietypisch wurden ST-Streckenhebungen und horizontale oder deszendierende ST-Streckensenkungen ≥0,1 mV in einer der registrierten Ableitungen gewertet.

1.3 Herzkatheteruntersuchung

Zu Beginn jeder Untersuchung wurde eine Ventrikulographie über einen retrograd in die linke Herzkammer vorgeschobenen Pigtailkatheter in rechts- und linksschräger Position durchgeführt. Anschließend erfolgte die selektive Koronarangiographie nach der von Judkins (1967) beschriebenen Technik. Bei Kontraindikationen gegen einen transfemoralen Zugang wurde die Herzkatheteruntersuchung von der rechten A. brachialis aus nach Sones et al. (1962) durchgeführt. Die Auswertung der Ventrikulogramme und der Koronarangiographien erfolgte durch einen erfahrenen Kardiologen, der über die Langzeit-

EKG-Befunde nicht orientiert war. Eine KHK mit hämodynamisch signifikanter Stenosierung wurde dann angenommen, wenn eine Lumeneinengung $>70\%$ an mindestens einem der Herzkranzgefäße bestand. Für die Bestimmung der Zahl der stenosierten Gefäße wurde eine Obstruktion $\geq 50\%$ als relevant betrachtet. Zur quantitativen Beurteilung des Ausmaßes koronarmorphologischer Veränderungen wurde der von Gensini (1975) vorgeschlagene Score berechnet.

1.4 Statistik

Für statistische Berechnungen wurden nichtparametrische Tests angewandt. Als statistisch signifikant wurden Unterschiede mit einer Irrtumswahrscheinlichkeit von mehr als 95 % angenommen ($p<0{,}05$). Häufigkeiten von Patienten mit einem bestimmten Merkmal in zu vergleichenden Patientengruppen wurden mit Hilfe des χ^2-Tests oder – bei kleinem Stichprobenumfang – mit Hilfe der exakten Vierfeldertafel nach Fisher auf ihre Signifikanz geprüft (Sachs 1984). Um die Häufigkeiten von bestimmten Merkmalen in verschiedenen Kollektiven zu vergleichen, wurde der Mann-Whitney-U-Test benutzt. Intraindividuelle Vergleiche solcher Merkmale erfolgten mit dem Wilcoxon-Test für gepaarte Stichproben (Sachs 1984).

2 Validierung einer trendgestützten ST-Segmentanalyse im Langzeit-EKG

2.1 Trenddarstellung der relativen ST-Streckenabweichung

2.1.1 Einleitung und spezielle Methodik

Eine ausschließlich visuelle Analyse aller Herzaktionen von 24-Stunden-Langzeit-EKG-Aufzeichnungen ist zeitraubend und an spezielle Erfahrungen des Auswerters gebunden. Die Darstellung relativer ST-Streckenabweichungen als Trend ermöglicht es, die visuelle EKG-Analyse auf die relevanten Phasen der Aufzeichnung zu konzentrieren. Voraussetzung ist eine quantitative Übereinstimmung der im Trend wiedergegebenen ST-Streckenabweichungen mit den ST-Streckenabweichungen im Original-EKG. QRS-Komplexe mit gegenüber dem Grundrhythmus veränderter Morphologie müssen für die Berechnung der Trenddaten zuverlässig eliminiert werden. Daneben wird die Qualität einer Trenddarstellung dadurch bestimmt, wieviele Einzelinformationen zu einem Punkt zusammengefaßt werden. Eine Mittelung über zu viele Einzelwerte nivelliert bestehende Differenzen; der Verzicht auf eine Mittelung – also die Darstellung aller Einzelpunkte – beeinträchtigt die Übersichtlichkeit. In beiden Fällen ist mit einem Sensitivitätsverlust für den Nachweis von relativen Änderungen zu rechnen. Daher sollte der Einfluß der Mittelungstechnik auf die Sensitivität einer trendgestützten ST-Segmentanalyse für den Ischämienachweis im Langzeit-EKG geprüft werden.

Die Spezifität der ST-Segmentanalyse im Langzeit-EKG wird möglicherweise durch lagebedingte Änderungen der ST-Strecke (Lachmann et al. 1965) beeinträchtigt. Deshalb sollte zusätzlich untersucht werden, wie häufig signifikante ST-Streckenabweichungen durch Lagewechsel verursacht werden und ob die Mittelungstechnik die Identifizierung dieser unspezifischen ST-Streckenabweichungen in der Trenddarstellung beeinflußt.

Um die quantitative Übereinstimmung von ST-Segmentabweichungen in der Trenddarstellung und im Original-EKG zu überprüfen, wurden unterschiedliche Änderungen des ST-Streckenniveaus simuliert. Dazu wurde die relative ST-Streckenabweichung eines simulierten EKG-Signals (EKG-Simulator, Fa. Siemens) in 4minütigen Abständen variiert (Tabelle 2.1). Durch Simulation eines ventrikulären Bigeminus wurde untersucht, ob Aktionen mit veränderter QRS-Morphologie von den Langzeit-EKG-Analysesystemen erkannt werden und für die Trendregistrierungen unberücksichtigt bleiben. Die

Tabelle 2.1. Protokoll für die Aufzeichnung simulierter EKG-Signale

Dauer [min]	Herzfrequenz [Schläge/min]	ST-Abweichung [mV]	Ventrikuläre Extrasystolen
4	60	0	keine
4	60	−0,3	keine
4	60	+0,3	keine
4	60	−0,2	keine
1,5	60	0	keine
2	60	−0,2	keine
4	60	0	keine
1,5	60	−0,2	keine
4	60	0	keine
4	60	0	Bigeminus
4	60	−0,2	Bigeminus

simulierten EKG-Signale wurden gleichzeitig mit einem konventionellen EKG-Gerät (6-Kanal-Schreiber, Mingocard 7, Fa. Siemens-Elema) und mit einem FM-Langzeit-EKG-Recorder aufgezeichnet. Von der Langzeit-EKG-Registrierung wurden mit 2 verschiedenen Systemen Trenddarstellungen der relativen ST-Streckenabweichung und der Herzfrequenz erzeugt: Einmal erfolgte eine Mittelung über 9 s mit einem Papiervorschub von 30 cm/h (Trendsystem, Fa. Reynolds Medical); mit dem zweiten System konnte wahlweise über 64, 32, 16 oder 8 QRS-Komplexe gemittelt werden (Pathfinder 3, Fa. Reynolds Medical, über eine Spezialanfertigung mit der FM-Abspieleinheit verbunden), wobei jeweils Minima und Maxima der verschiedenen Mittelungszeiträume aufgezeichnet wurden.

Um den Einfluß der Mittelungstechnik auf die Sensitivität für den Ischämienachweis zu prüfen, wurde eine ischämietypische Episode von 1,5 min Dauer mit einer horizontalen ST-Streckensenkung um 0,2 mV simuliert. Bestandteil der Definition ischämietypischer Episoden ist es i. allg., daß die ST-Strecke nach dem Ende einer Episode mindestens 1 min lang zur Isoelektrischen zurückgekehrt sein muß, bevor eine neue Episode beginnen kann. Andernfalls werden die signifikanten ST-Streckenabweichungen zu einer Episode zusammengefaßt. Daher wurde auch eine kurzfristige Normalisierung der ST-Strecke zwischen 2 Phasen mit signifikanten ST-Streckensenkungen simuliert (Tabelle 2.1). Die EKG-Registrierungen und Trenddarstellungen erfolgten analog zu dem oben genannten Vorgehen. Zusätzlich wurden Trends von einzelnen kurzdauernden ischämietypischen Episoden aufgezeichnet, die bei Patienten mit nachgewiesener KHK registriert worden waren.

Um die Charakteristika lagebedingter ST-Streckenveränderungen in der Trenddarstellung zu ermitteln, wurde bei 14 konsekutiven Patienten die Ableitung CM_5 zunächst mit dem konventionellen EKG-Gerät in Rückenlage, Rechts- und Linksseitenlage aufgezeichnet. Anschließend erfolgte die Langzeit-EKG-Registrierung, ohne daß die Position der Elektroden geändert wurde. Das ST-Streckenverhalten während der Langzeit-EKG-Aufzeichnung wurde mit den ST-Streckenveränderungen im konventionellen EKG während Lagewechsel verglichen.

Wie häufig mit lagebedingten ST-Streckenabweichungen $\geq 0,1$ m zu rechnen ist, sollte durch die Analyse der Langzeit-EKG-Aufzeichnungen von je 35 Patienten mit und ohne KHK untersucht werden. Die Diagnose war bei allen 70 Patienten angiographisch gesichert. Die Aufzeichnungen wurden mit Hilfe des über 9 s mittelnden Trendsystems ausgewertet.

2.1.2 Ergebnisse

Trenddarstellung simulierter EKG-Signale

Bei einer Mittelung über 9 s mit dem Trendsystem ergab sich eine exakte Übereinstimmung zwischen der simulierten und der im Trend dargestellten ST-Streckenabweichung von der Isoelektrischen (Abb. 2.1 a). Die abrupt eingestellten Änderungen von bis zu 0,6 mV (von −0,3 mV bis +0,3 mV) führten innerhalb von 30 s zu einer plateauartigen Darstellung des neuen ST-Streckenniveaus. Bei einer Mittelung über 8 oder 16 QRS-Komplexe (8 s bzw. 16 s bei 60 Schlägen/min) ergab sich bei der Trenddarstellung mit dem Pathfinder-3-System ein nahezu identisches Bild (Abb. 2.1 b, c). Wurde dagegen über 32 s oder 64 s gemittelt, so stellte sich das neue ST-Streckenniveau zunehmend langsamer ein (Abb. 2.1 d, e).

Eine kurzfristige Normalisierung der ST-Strecke zwischen 2 simulierten Episoden wurde in der Trenddarstellung erkannt, wenn über ≤ 16 s gemittelt wurde (Abb. 2.1 a–c). Bei einer Mittelung über 32 s (Abb. 2.1 d) oder 64 s (Abb. 2.1 e) gingen beide Episoden ineinander über, ohne daß die Isoelektrische in der Trendregistrierung erreicht wurde. Das Ausmaß der ST-Streckenabweichung während der simulierten, 90 s dauernden ST-Streckensenkung wurde bei einer Mittelung über 64 s um 40 % unterschätzt. Bei einer Mittelung über kürzere Zeiträume stimmten simuliertes und im Trend dargestelltes Maximum der ST-Streckensenkung (0,2 mV) überein. Allerdings wurde dieses Maximum bei einer Mittelung über 32 s nur sehr kurzfristig erreicht (Abb. 2.1). Bei simuliertem ventrikulärem Bigeminus blieben die QRS-Komplexe mit abweichender Morphologie von beiden Analysesystemen für die ST-Streckenvermessung unberücksichtigt, so daß im Trend die vorgegebene ST-Streckenabweichung der „Normalschläge“ dargestellt wurde.

Trenddarstellung kurzdauernder Ischämieepisoden bei KHK-Patienten

Ischämietypische ST-Streckensenkungen zwischen 1,5 und 3 min Dauer wurden nur dann in ihrem vollen Ausmaß im Trend dargestellt, wenn über ≤ 16 QRS-Komplexe gemittelt wurde (Abb. 2.2 a, b). Eine Mittelung über 32 oder 64 QRS-Komplexe führte zu einer Unterschätzung der maximalen ST-Streckenabweichung um bis zu 60 % (Abb. 2.2 c, d). So war es möglich, daß der ischämietypische Charakter einer ST-Streckensenkung um 0,2 mV im Trend nicht mehr zu erkennen war.

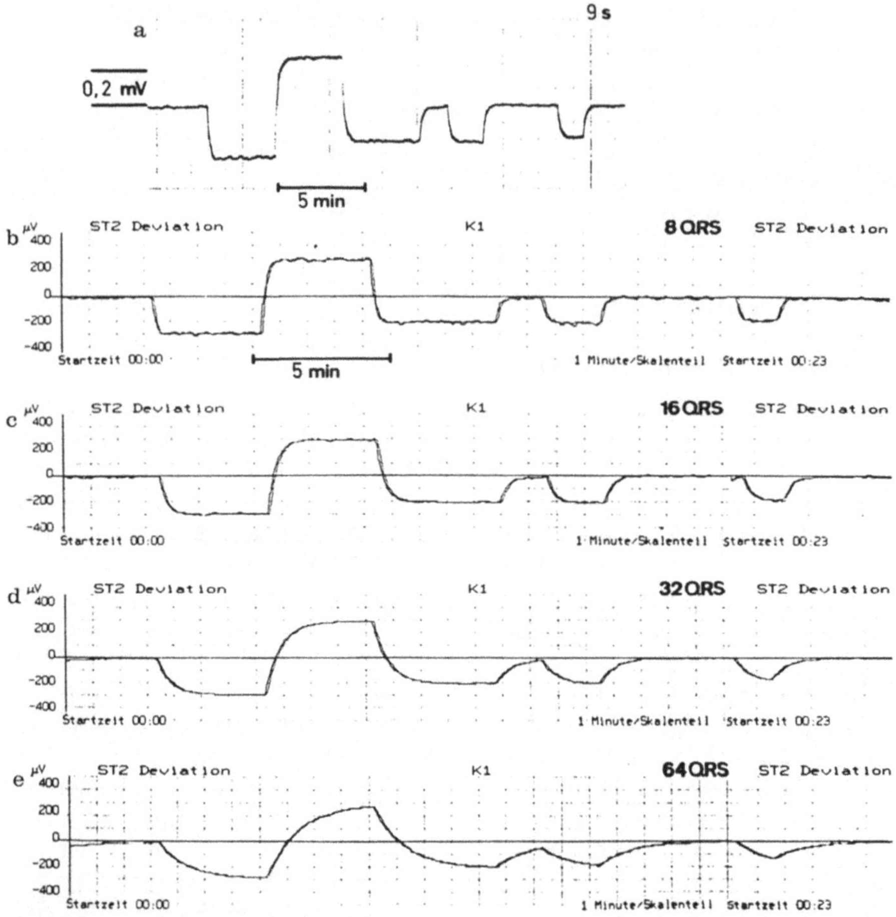

Abb. 2.1 a–e. Genauigkeit der Wiedergabe relativer ST-Streckenabweichungen in der Trenddarstellung in Abhängigkeit von der Zeitspanne, über die gemittelt wurde. Aufgezeichnet wurden simulierte EKG-Signale, deren relative ST-Streckenabweichung variiert wurde. Die Reihenfolge der simulierten ST-Streckenabweichungen geht aus Tabelle 2.1 hervor. **a** Mittelung über 9 s, Papiervorschub 30 cm/h (Trendsystem, Fa. Reynolds Medical); **b–e** Mittelung über 8–64 QRS-Komplexe (8–64 s bei einer Frequenz von 60/min), Papiervorschub 47 cm/h (Pathfinder 3, Fa. Reynolds Medical)

Daneben war die Identifizierung kurzdauernder ischämietypischer Episoden von der Registriergeschwindigkeit des Trends abhängig: Bei einem Papiervorschub von 1,5 cm/h imponierte die Episode als Strich und war damit nicht von artefaktbedingten Abweichungen im Trend zu unterscheiden (Abb. 2.3 und 2.4 oben). An einer Registriergeschwindigkeit von 6 cm/h ließ sich ein Artefakt dagegen am simultanen, abrupten Herzfrequenzabfall erkennen (Abb. 2.3 und 2.4 Mitte und unten).

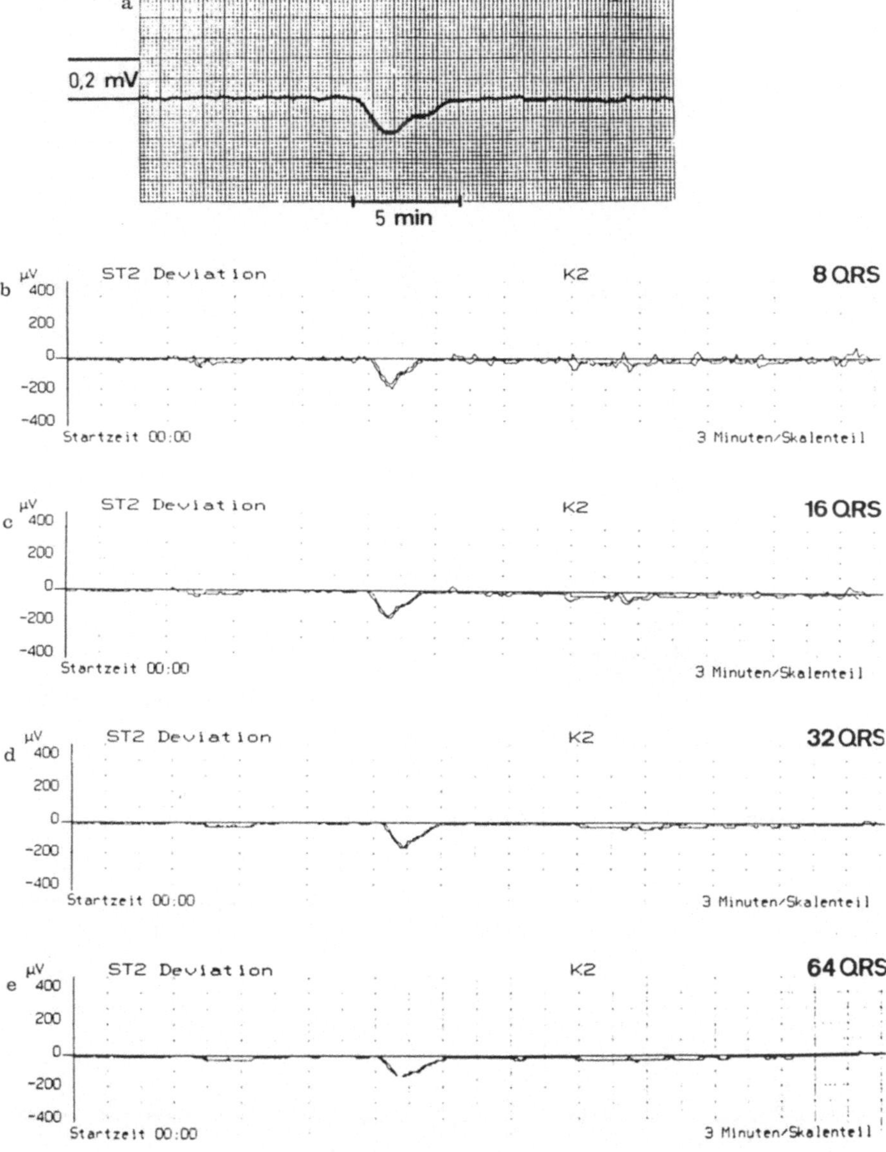

Abb. 2.2 a–e. Einfluß der Mittelungstechnik auf die Trenddarstellung einer kurzdauernden ST-Streckensenkung um maximal 0,18 mV. Zur jeweiligen Mittelungstechnik der Streifen **a–e** s. Abb. 2.1. Bei einer Mittelung über ≤ 6 s entsprachen sich die tatsächliche und die im Trend dargestellte maximale ST-Streckenabweichung (**a–c**). Mit zunehmender Zeitspanne, über die gemittelt wurde, nahm die im Trend dargestellte maximale ST-Streckensenkung ab, die Dauer der Episode zu (**d–e**)

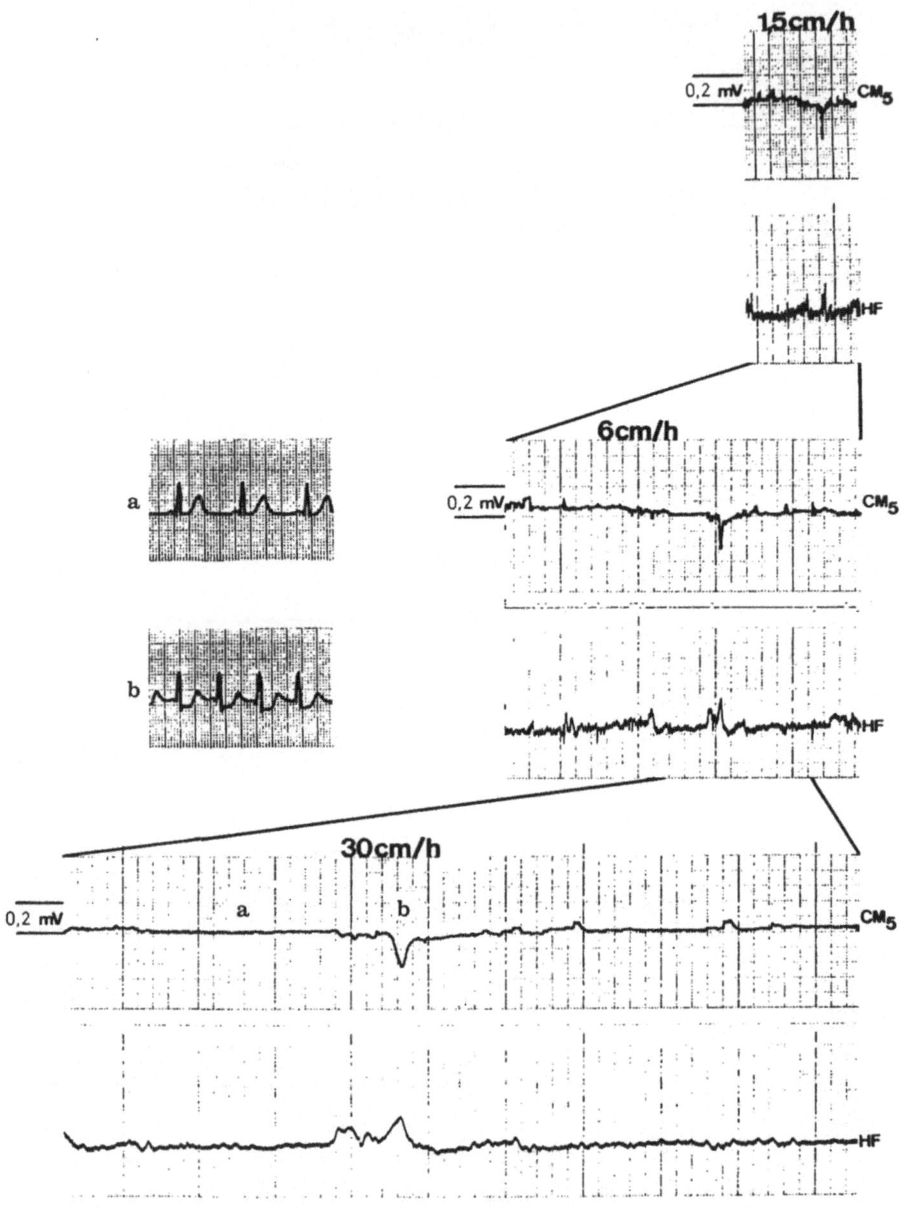

Abb. 2.3. Einfluß der Registriergeschwindigkeit auf die Trenddarstellung von relativer ST-Streckenabweichung und Herzfrequenz bei einer kurzen ischämietypischen Episode. *Oben:* Bei einem Papiervorschub von 1,5 cm/h imponiert die kurzdauernde Episode als senkrechter Strich. *Mitte*: Bei einem Papiervorschub von 6 cm/h ist die Identifizierung der Episode visuell möglich. Parallel zur ST-Streckensenkung ist ein Herzfrequenzanstieg zu sehen. *Unten:* Bei einem Papiervorschub von 30 cm/h wird der episodenhafte Charakter der ST-Streckensenkung deutlich. *a* und *b* bezeichnen die Zeitpunkte, zu denen die dargestellten Referenz-EKG-Streifen mit einem Papiervorschub von 25 mm/s registriert wurden

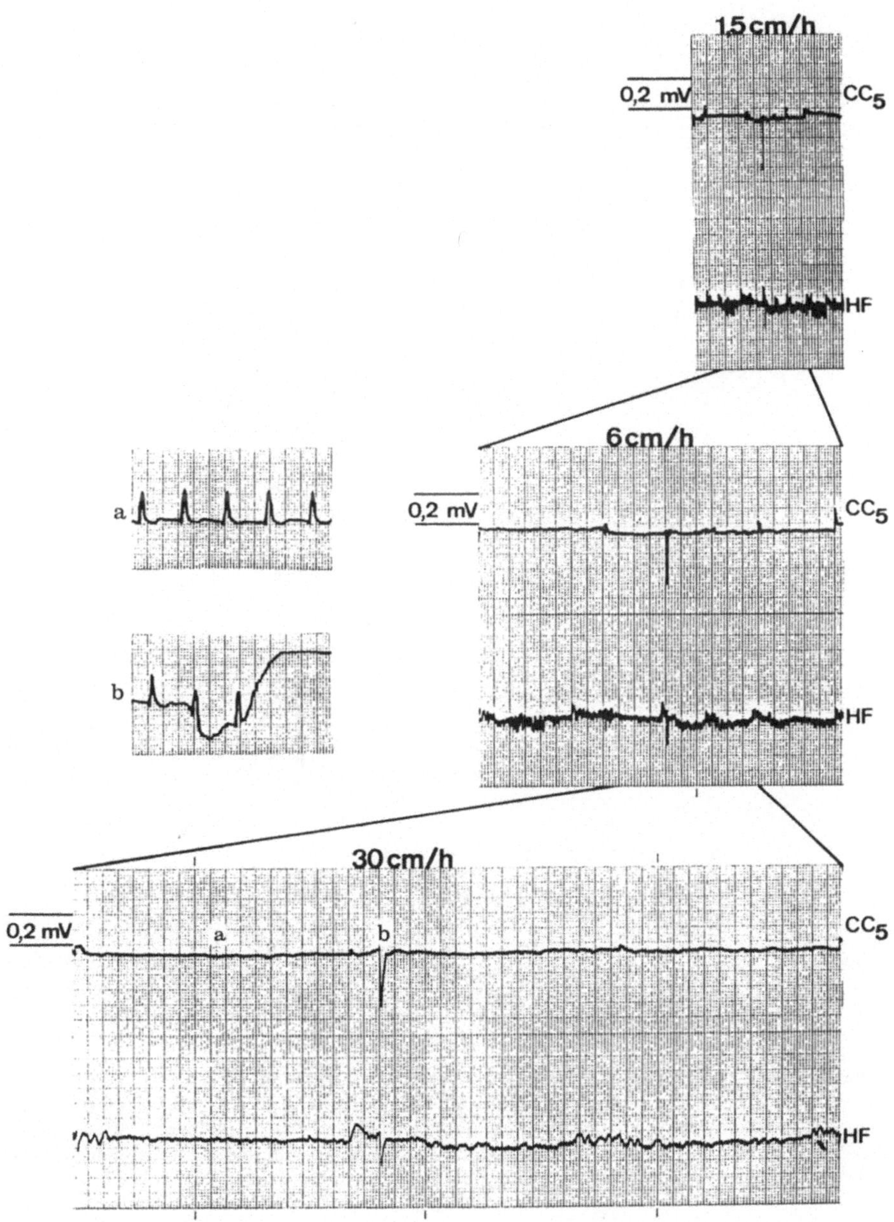

Abb. 2.4. Einfluß der Registriergeschwindigkeit auf die Trenddarstellung von relativer ST-Streckenabweichung und Herzfrequenz bei einem bewegungsbedingten Artefakt. Ab einem Papiervorschub von 6 cm/h (*Mitte*) lassen sich die abrupten Änderungen der ST-Streckenabweichung durch den simultanen Herzfrequenzabfall auf einen Artefakt zurückführen. *a* und *b* bezeichnen die Zeitpunkte, zu denen die dargestellten Referenz-EKG-Streifen mit einem Papiervorschub von 25 mm/s registriert wurden

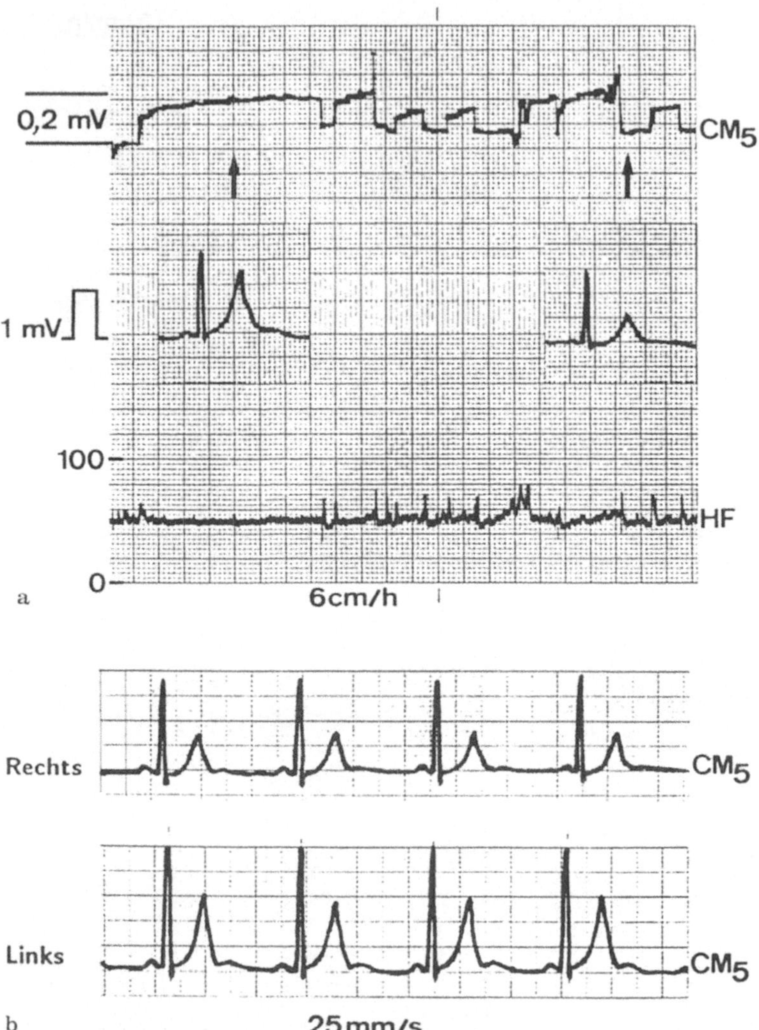

Abb. 2.5a, b. Lagebedingte ST-Streckenhebungen in Ableitung CM_5 bei einem Patienten mit unauffälligem Koronarangiogramm. während Bettruhe. **a** Registrierung intermittierender ST-Streckenhebungen $\geq 0{,}1$ mV im Langzeit-EKG. Diese Hebungen waren mit den ST-Streckenabweichungen identisch, die in Linksseitenlage in Ruhe mit einem 6-Kanal-Schreiber registriert wurden (**b**)

Identifizierung lagebedingter ST-Streckenabweichungen

Bei 4 der 14 konsekutiv untersuchten Patienten fanden sich bei der Aufzeichnung der Ableitung CM_5 mit dem 6-Kanal-EKG-Schreiber in Linksseitenlage ST-Streckenhebungen $\geq 0{,}1$ mV. Alle 4 Patienten boten während der Langzeit-EKG-Aufzeichnung bei Bettruhe vorübergehende ST-Streckenhebungen vergleichbaren Ausmaßes (Abb. 2.5). In der Trenddarstellung wurde bei einer

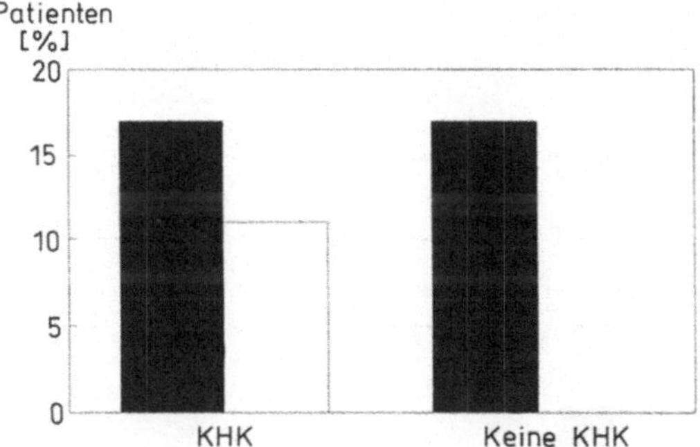

Abb. 2.6. Abrupte (dST/dt ≥0,1 mV/10 s ■) und allmählich beginnende (dST/dt <0,1 mV/10 s; □) ST-Streckenhebungen bei jeweils 35 Patienten mit und ohne KHK

Mittelung über ≤16 s an der kastenförmigen Änderung des ST-Streckenniveaus deutlich, daß die lagebedingten Hebungen abrupt auftraten und zurückgingen. Begleitet waren die abrupten Änderungen des ST-Streckenniveaus von kurzfristigen Herzfrequenzanstiegen. Wurde über 32 oder 64 QRS-Komplexe gemittelt, so stellte sich das höhere ST-Streckenniveau erst allmählich ein, so daß die für lagebedingte Änderungen typische Kastenform in der Trenddarstellung nicht mehr zu identifizieren war.

Bei jeweils 6 der 35 untersuchten Patienten mit und ohne KHK (17%) wurden vergleichbare passagere ST-Streckenhebungen ≥0,1 mV mit abruptem Beginn und abruptem Ende (dST/dt ≥0,1 mV/10 s) beobachtet. Insgesamt 7 episodenhafte ST-Streckenhebungen mit allmählichem Beginn (dST/dt <0,1 mV/10 s) traten bei 4 Patienten auf. Bei allen 4 Patienten war eine KHK mit hochgradigen Koronarstenosen gesichert (Abb. 2.6).

2.2 Untersuchungen vor, während und nach Koronarangioplastie

2.2.1 Einleitung und spezielle Methodik

Im Gegensatz zum konventionellen EKG basieren Langzeit-EKG-Befunde auf der Aufzeichnung von nur 2 bipolaren Ableitungen. Nach den Ergebnissen von Belastungs-EKG-Untersuchungen kann davon ausgegangen werden, daß eine Kombination der Ableitungen CM_5 und CC_5 für den Ischämienachweis besonders geeignet sein dürfte (Blackburn 1969; Chaitman et al. 1977; Bowles et al. 1985). Es ist jedoch unbekannt, ob die Lokalisation des minderperfundierten Myokardareals die Sensitivität des Langzeit-EKG für den Ischämienachweis beeinflußt.

Während perkutaner transluminaler Koronarangioplastie (PTCA) werden im Versorgungsgebiet der passager verschlossenen Koronararterie Ischämien hervorgerufen, sofern keine ausreichende O_2-Versorgung des vitalen Myo-

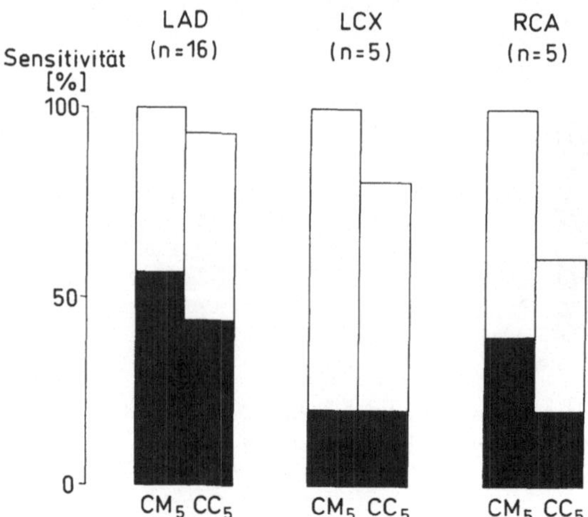

Abb. 2.7 ST-Streckenabweichungen (■ ST-Senkung ≥0,1 mV, □ ST-Hebung ≥0,1 mV) während PTCA in den Ableitungen CM_5 und CC_5 bei 26 Patienten mit koronarer 1-Gefäß-Erkrankung

kards über Kollateralen erfolgt. Bei Patienten mit Angina pectoris in Ruhe oder auf niedriger Belastungsstufe ist von einer unzureichenden Kollateralisation des poststenotischen Myokards auszugehen. Daher kann die PTCA bei diesen Patienten als „interner Standard" für eine Ischämie im poststenotischen Myokard genutzt werden. Durch Langzeit-EKG-Aufzeichnungen während der PTCA sollte daher die Sensitivität der Ableitungen CM_5 und CC_5 für den Ischämienachweis im Versorgungsbereich der 3 großen Herzkranzarterien bestimmt werden. Damit sich das Ausmaß der induzierten Ischämien auf das Versorgungsgebiet des jeweils dilatierten Gefäßes beschränkte, wurden nur Patienten mit koronarer 1-Gefäß-Erkrankung berücksichtigt. Ergänzend sollten Langzeit-EKG-Registrierungen vor und nach der Intervention dazu dienen, den Einfluß einer erfolgreichen PTCA auf die Häufigkeit ischämietypischer ST-Streckenveränderungen zu erfassen. So wurde auch ein intraindividueller Vergleich der induzierten mit den spontanen Ischämieepisoden möglich.

Es wurden 26 Patienten mit koronarer 1-Gefäß-Erkrankung untersucht, bei denen eine PTCA wegen Angina pectoris in Ruhe oder auf niedriger Belastungsstufe durchgeführt wurde und erfolgreich verlief. Die 5 Frauen und 21 Männer hatten ein Durchschnittsalter von 51 Jahren. Bei 16 Patienten war der Ramus descendens anterior der linken Kranzarterie (LAD) stenosiert, bei 5 Patienten der Ramus circumflexus der linken Kranzarterie (LCX) und bei den übrigen 5 Patienten die rechte Koronararterie (RCA). Die antianginöse Kombinationstherapie mit Nitraten ($n=26$), Kalziumantagonisten ($n=26$) und β-Blockern ($n=24$) wurde während der Aufzeichnungsdauer beibehalten.

Die Langzeit-EKG-Registrierung wurde am Vormittag vor der geplanten PTCA begonnen und mindestens 24 h nach der Intervention fortgeführt. Die

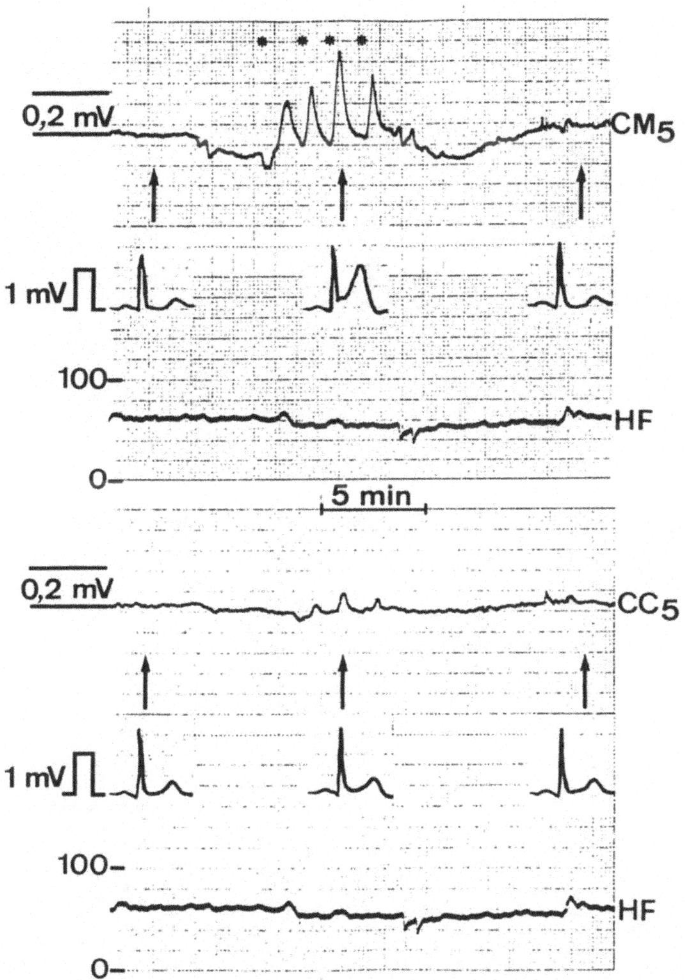

Abb. 2.8. Konkordante ST-Streckenhebungen in CM_5 und CC_5 während PTCA einer hochgradigen RCA-Stenose. Den ST-Streckenhebungen gingen zu Beginn der ersten Okklusion ST-Streckensenkungen voraus. * Beginn einer Balloninflation

Aufzeichnungsdauer vor der PTCA lag bei 24 der 26 Patienten zwischen 16 und 61 h (31,4 ± 11,8 h). Bei 2 Patienten konnten nur die letzten 2 bzw. 4,5 h vor der Angioplastie registriert werden, da die Intervention wegen rezidivierender, therapieresistenter Angina pectoris notfallmäßig durchgeführt wurde.

Die PTCA wurde nach der ursprünglich von Grüntzig et al. (1979) beschriebenen Technik durchgeführt. Als erfolgreich wurde die Intervention eingestuft, wenn eine Reduktion der ursprünglichen Stenose um ≥20% auf <50% gelang. Der Beginn jeder Balloninflation wurde protokolliert. Die Auswertung der Langzeit-EKG-Registrierungen erfolgte wie unter 1.1 be-

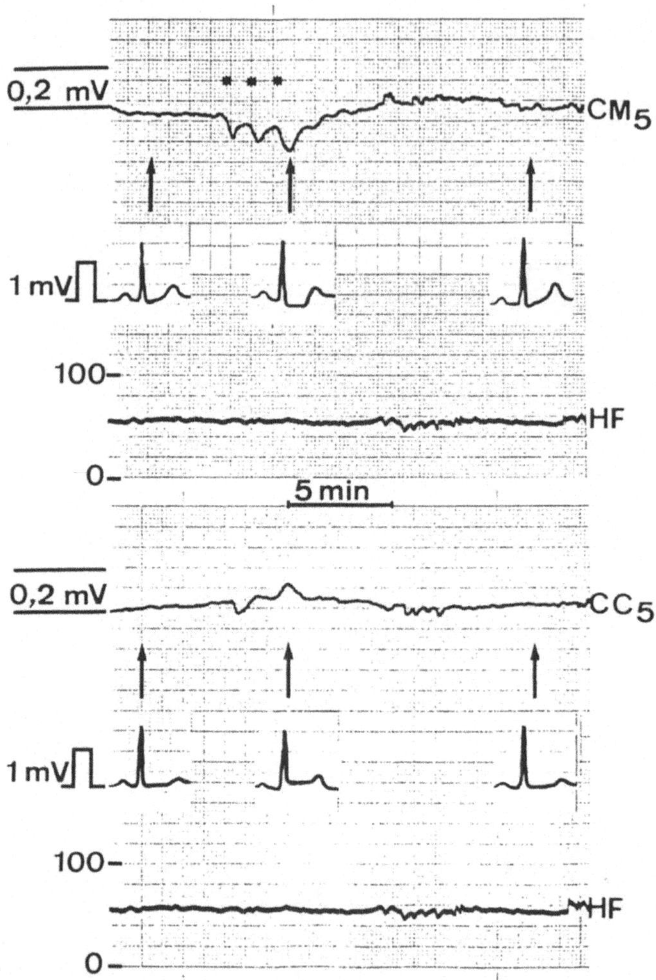

Abb. 2.9. Diskordante ST-Streckenabweichungen während PTCA einer hochgradigen LAD-Stenose. In der Ableitung CC_5 führte die erste Balloninflation zu einer ST-Streckensenkung. Die ausgeprägtere ST-Streckenhebung wurde erst durch die 3. Inflation induziert. * Beginn einer Balloninflation

schrieben. Während der PTCA wurden zusätzliche ST-Strecken- und Herzfrequenztrends mit einem Papiervorschub von 30 cm/h geschrieben. Wurden durch die Balloninflationen sowohl Hebungen als auch Senkungen der ST-Strecke induziert, so richtete sich die Einstufung nach der Richtung der maximalen ST-Streckenabweichung.

Für statistische Berechnungen wurde die exakte 4-Felder-Tafel nach Fisher (Sachs 1984) benutzt.

Tabelle 2.2. Maximale ST-Streckenabweichungen in den Ableitungen CM_5 und CC_5 während PTCA bei 26 Patienten mit koronarer 1-Gefäß-Erkrankung, *S* ST-Streckensenkung, *H* ST-Streckenhebung

Patient Nr.	Alter [Jahre]	Stenosiertes Gefäß	Stenose [%]	ST-Abweichungen	
				CM_5 [1/100 mV]	CC_5 [1/100 mV]
1[a]	57 m.	LAD	90	S 18	H 14
2[a]	39 m.	LAD	90	H 10	S 10
3[a]	44 m.	LAD	90	S 20	H 12
4	39 m.	LCX	90	S 10	S 10
5	49 m.	RCA	99	S 10	H 14
6	62 w.	LAD	99	S 14	S 16
7	45 m.	RCA	90	S 12	S 12
8[a]	68 w.	LCX	80	H 55	H 50
9	55 m.	LAD	80	H 14	S 12
10[a]	49 m.	LAD	99	S 18	H 15
11[a, b]	40 m.	RCA	90	H 36	H 10
12	50 m.	LAD	90	H 12	H 13
13	35 m.	LAD	90	S 15	S 12
14	49 w.	LAD	80	S 14	H 10
15[a]	66 m.	LCX	90	H 30	H 18
16	63 m.	LAD	80	H 15	H 15
17[a]	58 m.	LCX	90	H 14	H 10
18	48 m.	LAD	80	H 10	H 12
19	57 m.	RCA	80	H 50	0
20[a, b]	49 m.	LAD	90	H 18	H 14
21	60 w.	LAD	80	S 18	S 10
22	53 m.	LCX	80	H 12	H 8
23	53 m.	RCA	80	H 26	H 2
24[a]	39 m.	LAD	99	S 45	S 24
25	56 m.	LAD	90	S 28	S 16
26	52 w.	LAD	90	H 10	0

[a] Patienten mit ischämietypischen Episoden vor PTCA.
[b] Patienten mit ischämietypischen Episoden nach PTCA.

2.2.2 Ergebnisse

Während der PTCA wurden in der Ableitung CM_5 bei allen 26 Patienten signifikante ST-Segmentabweichungen während mindestens einer der durchschnittlich 3 Balloninflationen registriert. Die Sensitivität für den Ischämienachweis in der Ableitung CC_5 war in der Tendenz geringer als in der Ableitung CM_5 (Abb. 2.7). ST-Streckenhebungen wurden in beiden Ableitungen ähnlich häufig beobachtet wie ST-Streckensenkungen (CM_5: 14 vs. 12; CC_5: 13 vs. 9, n. s.). Eine konkordante Richtung der ST-Streckenabweichungen in beiden Ableitungen wurde bei 9 von 15 Patienten mit LAD-Stenosen, bei allen 4 Patienten mit LCX-Stenosen und bei 2 der 3 Patienten mit RCA-Stenosen beobachtet. In Abb. 2.8 und 2.9 sind Beispiele für konkordante und diskordante ST-Streckenabweichungen während der PTCA dargestellt.

Bei 4 der 14 Patienten mit Hebungen als maximaler ST-Streckenabweichung wurden initial ST-Senkungen registriert. Auch für diese Beobachtung können Abb. 2.8 und 2.9 als Beispiele dienen. Die Ergebnisse der ST-Segmentanalyse während der PTCA sind in Tabelle 2.2 zusammengefaßt.

Bei 10 Patienten wurden vor der PTCA trotz antianginöser Therapie zusammen 90 ischämietypische Episoden beobachtet. 6 (6,7 %) dieser Episoden waren durch ST-Streckenhebungen charakterisiert. Sie wurden bei 2 Patienten identifiziert, die auch während der Balloninflationen ST-Streckenhebungen entwickelten. Daneben traten bei beiden Patienten auch spontane ST-Strekkensenkungen auf. Bei 4 Patienten, die während der PTCA ST-Streckenhebungen in der Ableitung CM_5 zeigten, fanden sich ischämietypische, spontane Episoden, die ausschließlich durch ST-Streckensenkungen charakterisiert waren.

Während $34{,}8 \pm 10{,}6$ h nach erfolgreicher PTCA wurden bei 2 Patienten zusammen 5 Episoden mit ischämietypischen ST-Segmentveränderungen registriert. Ein Patient (Nr. 11) entwickelte 3 kurzdauernde, klinisch stumme Episoden mit signifikanten ST-Streckensenkungen in der Ableitung CM_5. Bei ihm waren vor der PTCA ähnliche Episoden beobachtet worden. Bei dem anderen Patienten (Nr. 20) wurden 2 kurze, asymptomatische Episoden mit ST-Strekkenhebungen identifiziert. Vor der PTCA waren bei diesem Patienten ausschließlich ST-Streckensenkungen nachzuweisen. Alle 5 Episoden traten innerhalb der ersten 12 h nach der PTCA auf. Im Laufe der folgenden 31 bzw. 33 Aufzeichnungsstunden wurden keine weiteren Episoden beobachtet. Zwei Tage nach der erfolgreichen PTCA boten beide Patienten ein unauffälliges Belastungs-EKG bis zur 125-W-Stufe.

2.3 Algorithmus zur rechnergestützten ST-Segmentanalyse im Langzeit-EKG

2.3.1 Einleitung und spezielle Methodik

Mit Hilfe von geeigneten Trenddarstellungen lassen sich ischämietypische Episoden im Langzeit-EKG zwar übersichtlich darstellen; da jedoch zur Abgrenzung von unspezifischen ST-Streckenabweichungen (aszendierende ST-Senkungen) von jeder Episode Referenz-EKG-Streifen ausgedruckt werden müssen, bleibt auch diese Art der Analyse zeitaufwendig. Es sollte daher ein Algorithmus entwickelt werden, der eine raschere Auswertung von Langzeit-EKG-Aufzeichnungen ermöglicht, ohne daß auf die übersichtliche Kontrolle durch Trenddarstellungen verzichtet werden muß.

Zu diesem Zweck wurden die vom Langzeit-EKG-Analysesystem zum Trendschreiber übermittelten Analogwerte von relativer ST-Streckenabweichung und Herzfrequenz in Digitalwerte gewandelt und auf einen Personal Computer übertragen (Vectra ES/12, Fa. Hewlett Packard). In Zusammenarbeit mit dem gemeinsamen Studiengang für Medizinische Informatik der Universität Heidelberg und der Fachhochschule Heilbronn (Leiter Prof. Dr. H. Dickhaus) wurde ein Algorithmus zur Vorverarbeitung, Speicherung und Auswertung dieser Daten erstellt. Vorverarbeitung und Auswertung umfaßten das Erkennen und die Charakterisierung aller ST-Streckenabweichungen $\geq 0,1$ mV von einer kontinuierlich adjustierten Grundlinie. Zur Charakterisierung der einzelnen Episoden gehörten Angaben über die Gesamtdauer der Episoden, die Dauer der ST-Abweichung $\geq 0,1$ mV, die maximale ST-Abweichung, die Uhrzeit des Beginns und die maximale Herzfrequenz. Zusätzlich wurden die Episoden als Hebungen oder Senkungen mit vorangehendem, parallelem oder fehlendem Herzfrequenzanstieg ≥ 20 Schläge/min klassifiziert. Aufgrund der Vorverarbeitung der Daten konnten bereits innerhalb von 3 min nach dem Abspielen der Aufzeichnung die Trends von relativer ST-Streckenabweichung und Herzfrequenz während der erkannten Episoden auf dem Monitor dargestellt werden. Die Begrenzungen der vom Algorithmus identifizierten Episoden waren markiert; die berechneten Episodencharakteristika wurden tabellarisch angegeben. Für den Auswerter bestand die Möglichkeit, die identifizierten Episoden zu akzeptieren oder zu verwerfen. Um die Reproduzierbarkeit der Auswertung zu erhalten, wurde die Möglichkeit zu Änderungen der vom Algorithmus berechneten Charakteristika nicht vorgesehen. Alle vom Algorithmus identifizierten Episoden wurden in der zeitlichen Reihenfolge ihres Auftretens auf dem Monitor dargestellt. Die Dauer der Auswertung war deshalb von der Zahl signifikanter ST-Streckenabweichungen abhängig. Sie schwankte zwischen 30 s und 6 min. Nach der Auswertung wurde eine tabellarische Zusammenfassung der Episoden mit ihren Charakteristika ausgedruckt. Die Erstellung des Algorithmus war Gegenstand der Diplomarbeit des Cand. dipl. inf. Achim Weiland. Einzelheiten sind dieser Arbeit zu entnehmen (Weiland 1988).

Die Aufzeichnungen von 30 konsekutiven Patienten mit stabiler Angina pectoris und bekanntem Koronarbefund (23 Patienten mit KHK, 7 Patienten ohne KHK, 102 ischämietypische Episoden bei 17 KHK- und 1 Nicht-KHK-Patienten) wurden einer rechnergestützten Analyse unterzogen, ohne daß von der Möglichkeit Gebrauch gemacht wurde, einzelne Episoden zu verwerfen. Als Referenz für die Qualitätsbeurteilung der rechnergestützten Auswertung diente die visuelle, trendgestützte ST-Streckenanalyse, die zum Zeitpunkt dieser Untersuchungen abgeschlossen war.

2.3.2 Ergebnisse

Von den 102 mit der visuellen, trendgestützten Analyse identifizierten Episoden wurden 97 (95 %) von dem Algorithmus erkannt und charakterisiert. Bei den 5 nichterkannten Episoden betrug die Zeitdauer zwischen dem Beginn der ST-Streckenabweichung und dem Erreichen einer ST-Streckensenkung um $\geq 0,1$ mV jeweils mehr als 8 min. Zusätzlich wurden von dem Algorithmus noch 16 Episoden als ischämietypisch klassifiziert, die bei der visuellen trend-

Tabelle 2.3. Vergleich von visueller und rechnergestützter Auswertung der Aufzeichnung von 23 Patienten mit und 7 Patienten ohne KHK

	Visuelle Analyse	Rechnergestützte Analyse
Zahl der Patienten mit Episoden	18	19
Zahl der Episoden	102	113
Mit beiden Methoden erkannte Episoden	97	97

gestützen Auswertung als Artefakt eingestuft worden waren (Tabelle 2.3). Keine der abrupten, als lagebedingt anzusehenden ST-Streckenhebungen wurde bei der rechnergestützten Analyse als ischämietypisch klassifiziert. Die berechneten Episodenmerkmale stimmten bei den 97 mit beiden Analysetechniken erkannten Episoden weitgehend mit den visuell vermessenen Werten überein. Bei 5 Episoden bestand eine Diskrepanz in bezug auf die Einstufung des begleitenden Herzfrequenzanstiegs. In allen 5 Fällen wurde vom Algorithmus eine signifikante Zunahme der Herzfrequenz angegeben, die bei retrospektiver Analyse des Original-EKG nachvollzogen werden konnte. Bei weiteren 6 Episoden divergierte die Bestimmung der Gesamtdauer um ≥ 60 s. Ursache war eine verzögerte Rückkehr der ST-Strecke zur Grundlinie. Bei visueller Analyse wurde das Ende der Episode in allen Fällen früher angesetzt als bei der rechnergestützten Analyse.

2.4 Diskussion

Einfluß der Mittelungstechnik auf den ST-Streckentrend

Eine trendgestützte ST-Segmentanalyse bietet gegenüber der rein visuellen Auswertung des Langzeit-EKG entscheidende Vorteile: Die vermittelte Information beschränkt sich auf den für den Ischämienachweis relevanten Teil des EKG-Signals. Dadurch besteht die Möglichkeit, die relative ST-Streckenabweichung zu spreizen und übersichtlich darzustellen. Die Betrachtung des vollständigen EKG-Signals kann auf die Phasen beschränkt werden, in denen ischämieverdächtige ST-Segmentänderungen auftreten. Schließlich ist die Auswertung jederzeit reproduzierbar, weil die Trenddarstellung und Referenz-EKG während signifikanter ST-Streckenabweichungen dokumentiert werden können.

Nach den vorgestellten Befunden ist für den sensitiven und spezifischen Nachweis ischämietypischer Episoden allerdings eine Mittelung der Einzelwerte über ≤ 16 s erforderlich. Bei einer Mittelung über längere Zeitspannen wurde die tatsächliche ST-Streckenabweichung während kurzer ischämietypischer Episoden in der Trenddarstellung unterschätzt. Daraus kann ein Sensitivitätsverlust resultieren. Abrupte ST-Streckenänderungen ließen sich auf lagebedingte Einflüsse auf das ST-Segment zurückführen. Sie waren in der Trenddarstellung durch eine Kastenform charakterisiert und damit gut von ischämietypischen, allmählich beginnenden ST-Streckenabweichungen zu unterscheiden. Voraussetzung für die Differenzierung war erneut eine Mittelung der Einzelwerte über ≤16 s, da sich sonst das neue ST-Streckenniveau erst allmählich einstellte und die charakteristische Kastenform nicht mehr zu erkennen war. Damit droht bei einer Mittelung über >16 s ein erheblicher Spezifitätsverlust für die trendgestützte ST-Segmentanalyse, denn bei fast einem Fünftel aller Nicht-KHK-Patienten wurden lagebedingte ST-Streckenabweichungen ≥0,1 mV registriert.

Über Alternativen zur rein visuellen ST-Streckenanalyse im Langzeit-EKG wurden bisher nur wenige Arbeiten veröffentlicht. Nademandee et al. (1982) berichteten über den erfolgreichen Einsatz eines komprimierten Ausdrucks des QRST-Komplexes. Im Vergleich zu einer Trendregistrierung der relativen J-Punktabweichung ergaben sich nach Meinung der Autoren deutliche Vorteile. Diese Vorteile beruhten im wesentlichen auf dem zusätzlichen Nachweis von T-Wellenabnormitäten. Allerdings blieb unklar, inwieweit die T-Wellenänderungen als Ausdruck einer myokardialen Ischämie anzusehen waren, denn eine Validierung durch EKG-unabhängige Ischämieparameter erfolgte nicht. Nach den Erfahrungen anderer Autoren sind T-Welleninversionen im Langzeit-EKG als unspezifisch anzusehen (Armstrong et al. 1982; Deanfield et al. 1984a).

Gallino et al. (1984) stellten eine aufwendige computergestützte Langzeit-EKG-Analyse vor. Ihr Algorithmus diente nicht der Identifizierung ischämietypischer Episoden, sondern der Trendgenerierung von mehreren Meßpunkten innerhalb des EKG-Signals (R-Amplitude, S-Amplitude, J-Punkt, J+60 ms) und von daraus berechneten Flächen (negative und positive Fläche des ST-Segments). Anhand von 50 Langzeit-EKG-Aufzeichnungen bei 19 symptomatischen Patienten wurde diese rechnergestützte Analyse mit einer rein visuellen EKG-Auswertung, mit einer trendgestützten Auswertung und mit einer Auswertung von komprimierten EKG-Ausdrucken verglichen. Die Sensitivität für den Nachweis ischämietypischer Episoden war bei der trendgestützten Auswertung am geringsten. Wie in der zuvor zitierten Arbeit wurde mit diesem Trendsystem jedoch die relative Abweichung des J-Punktes von der Isoelektrischen über 1 min gemittelt, während bei der computergestützten Auswertung der über 10 s gemittelte Wert der relativen ST-Streckenabweichung 60 ms nach dem J-Punkt beurteilt wurde. Die mit dem J-Punkttrendsystem nicht erkannten Episoden waren durch eine kurze Dauer bzw. eine grenzwertige ST-Streckenabweichung charakterisiert. Insofern bestätigen diese Untersuchungen die hier vorgestellten Ergebnisse, denn eine Unterschätzung der ST-Streckenabweichung wurde während kurzer ischämietypischer Episoden bereits bei einer Mittelung über 32 s beobachtet. Kritisch zu der Arbeit von Gallino et al. (1984) bleibt anzumerken, daß das getestete Analysesystem selbst als Standard herangezogen wurde, weil es nach den Angaben der Autoren sensitiver war als die übrigen Auswerteverfahren. Ein Vergleich mit EKG-unabhängigen Ischämieparametern erfolgte jedoch nicht. Daher wurde nicht die Genauigkeit für den Ischämienachweis, sondern die Genauigkeit für den

Nachweis von für ischämietypisch gehaltenen Veränderungen im geprüften Analysesystem beurteilt.

ST-Streckenabweichungen während der PTCA

Bei einer Mittelung über 9 s wurden selbst die sehr kurzen ST-Streckenveränderungen während der PTCA in ihrem vollen Ausmaß in der Trenddarstellung wiedergegeben. Es zeigte sich, daß unabhängig von der Lokalisation des passager okkludierten Gefäßes bei allen 26 untersuchten Patienten während der Balloninflationen signifikante ST-Streckenabweichungen auftraten, obwohl nur 2 bipolare Ableitungen aufgezeichnet wurden. Diese hohe Sensitivität bezieht sich zwar nur auf den Nachweis ausgeprägter Myokardischämien, deren Induktion durch die Auswahl der Untersuchungsbedingungen und des Patientenkollektivs herbeigeführt wurde. Es kann damit aber ausgeschlossen werden, daß das Versorgungsgebiet bestimmter Herzkranzgefäße durch die Beschränkung auf die beiden bipolaren Ableitungen CM_5 und CC_5 generell im Langzeit-EKG nicht erfaßt werden kann.

Obwohl etwa 80% aller Patienten während der PTCA in einer der beiden aufgezeichneten Ableitungen ST-Streckenhebungen boten, waren spontane Ischämien nur in Ausnahmefällen durch signifikante ST-Segmenthebungen charakterisiert. Sie wurden nur bei solchen Patienten beobachtet, die auch auf die Gefäßokklusion während der PTCA mit Hebungen in beiden Ableitungen reagierten. Im Vergleich zu ST-Streckensenkungen könnten ST-Streckenhebungen also ausgedehnteren Myokardischämien entsprechen, die nach experimentellen Daten die gesamte Wand des Herzmuskels erfassen (Sheffield 1988). Die Beobachtung, daß bei 4 Patienten während der PTCA signifikante ST-Streckensenkungen von Hebungen gefolgt wurden, jedoch bei keinem Patienten während einer Balloninflation Hebungen in Senkungen übergingen, unterstützt diese Interpretation.

Nach erfolgreicher PTCA wurden nur bei 2 Patienten 5 ischämietypische Episoden registriert. Da sich im weiteren Verlauf kein Anhalt für eine frühe Restenosierung bei den beiden Patienten ergab, sind Koronarspasmen nach Endothelläsionen (Hellstrom 1979; Hollman et al. 1983; Quyyumi et al. 1986) die wahrscheinlichste Ursache für das Auftreten dieser 5 Episoden. Falsch-positive Langzeit-EKG-Befunde können allerdings nicht ausgeschlossen werden. Die Zahl der ischämietypischen Episoden wurde durch die erfolgreiche Koronardilatation um 94% reduziert. Auch wenn vor und nach der PTCA keine EKG-unabhängigen Ischämieparameter erfaßt wurden, wird daraus ersichtlich, daß das Langzeit-EKG für den Nachweis passagerer Myokardischämien geeignet ist.

Rechnergestützte Ischämieerkennung

Mit Hilfe des erstellten Algorithmus ließen sich ischämietypische Episoden mit hoher Sensitivität erkennen und charakterisieren. Der Anteil der vom Algorithmus als ischämietypisch, bei visueller trendgestützter Auswertung jedoch als artefaktbedingt eingestuften Episoden war mit 15% zwar relativ hoch. Die Genauigkeit der Analyse wird dadurch aber nur bei vollautomatischer Auswertung beeinträchtigt. Bei der überwachten Analyse wird jede Episode auf dem Monitor dargestellt und kann nach den gleichen Kriterien wie bei der visuellen Analyse akzeptiert oder verworfen werden.

Die 5 nicht erkannten Episoden waren ausnahmslos durch eine langsame Entwicklung der schließlich signifikanten ST-Streckensenkungen charakterisiert. Das Niveau der relativen ST-Streckenabweichung von der Isoelektrischen ändert sich nicht selten im Laufe der Aufzeichnung, ohne daß ein episodenhafter Charakter auf einen ischämischen Ursprung hinweist. Daher war es für die Erstellung des Algorithmus nicht ausreichend, absolute ST-Streckenabweichungen $\geq 0{,}1$ mV zu erfassen, sondern es mußte eine Anpassung an ein verändertes ST-Streckenniveau vorgesehen werden. Der allmähliche Beginn der nicht erkannten Episoden wurde dadurch als Änderung des ST-Streckenniveaus, nicht als Anfang einer ischämietypischen Senkung interpretiert.

Bisher beschriebene Algorithmen zur Identifizierung ischämietypischer Episoden im Langzeit-EKG beschränkten sich auf den Nachweis absoluter ST-Streckenabweichungen $\geq 0{,}1$ mV im Vergleich zum Basis-EKG zu Beginn der Aufzeichnung (Barry et al. 1987). Nicht ischämiebedingte Änderungen des ST-Streckenniveaus und das Herzfrequenzverhalten am Anfang einer Episode blieben unberücksichtigt. Nach den vorliegenden Untersuchungen ist jedoch bei nahezu jedem fünften Patienten mit lagebedingten, abrupten ST-Streckenabweichungen $\geq 0{,}1$ mV zu rechnen. Hinzu kommen die genannten allmählichen Änderungen des ST-Streckenniveaus, die oft über Stunden anhalten. Werden diese Niveauänderungen fälschlicherweise als Ischämie interpretiert, so ist mit falsch-positiven Befunden zu rechnen. Andererseits kann ein Sensitivitätsverlust resultieren, wenn während einer als Ischämie angesehenen Änderung des ST-Streckenniveaus mehrere kürzere ischämietypische Episoden auftreten. Analog zur Rhythmusanalyse gilt auch für die ST-Streckenanalyse im Langzeit-EKG, daß die rechnergestützte Auswertung mehr auf die sensitive als auf die spezifische Erfassung der Ereignisse angewiesen ist, da während der zu fordernden überwachten Auswertung alle erkannten Ereignisse dargestellt werden. Falsch-positive Befunde lassen sich dann leicht korrigieren. Vom Algorithmus nicht erkannte Ereignisse entgehen dagegen häufig der Aufmerksamkeit selbst von erfahrenen Auswertern.

3 Diagnostische Bedeutung der ST-Segmentanalyse im Langzeit-EKG für den Nachweis einer koronaren Herzkrankheit bei stabiler Angina pectoris

3.1 Einleitung und spezielle Methodik

Bei Patienten mit nachgewiesener KHK konnte durch die simultane Erfassung szintigraphischer (Deanfield 1984b) und hämodynamischer (Chierchia et al. 1983; Levy et al. 1986) Ischämieparameter gezeigt werden, daß ST-Streckenabweichungen $\geq 0{,}1$ mV unabhängig von begleitender Symptomatik als Ausdruck von Myokardischämien zu werten sind. Über die diagnostische Bedeutung von passageren ST-Streckenänderungen im Langzeit-EKG bei unbekanntem Koronarstatus liegen jedoch bisher nur wenige Untersuchungen mit widersprüchlichen Resultaten vor (Stern et al. 1975; Crawford et al. 1978; Quyyumi et al. 1985).

Diese Widersprüche könnten auf einer unterschiedlichen Zusammensetzung der untersuchten Kollektive beruhen, obwohl von den genannten Arbeitsgruppen ausschließlich Patienten mit stabiler Angina pectoris erfaßt wurden. Unter dem klinischen Begriff „stabile Angina pectoris" werden nämlich Patienten mit streng belastungsabhängiger Symptomatik und Patienten mit variabler Auslösbarkeit der Beschwerden zusammengefaßt (Rutherford et al. 1988). Ob Patienten mit Angina während körperlicher Ruhe noch der stabilen Angina mit variabler Beschwerdeschwelle oder schon der instabilen Angina zuzuordnen sind, wird von der Dauer der Symptomatik abhängig gemacht: Wenn ein Crescendocharakter und ein kurz zurückliegender Beginn der Beschwerden ausgeschlossen sind, wird für die Definition der instabilen Angina eine mindestens 15minütige Dauer der Ruheschmerzepisoden gefordert (Conti et al. 1973). Streng belastungsabhängige Symptome können durch die Ergometrie objektiviert werden. Die ST-Streckenanalyse im Langzeit-EKG bietet den Vorteil, daß sich auch spontane, unabhängig von körperlicher Anstrengung auftretende ST-Streckenabweichungen über einen längeren Zeitraum erfassen lassen. Die Methode könnte sich deshalb besonders bei Patienten mit variabler Beschwerdeschwelle als sinnvolle Ergänzung zu der herkömmlichen nichtinvasiven Diagnostik erweisen.

Um den diagnostischen Stellenwert des Langzeit-EKG für den KHK-Nachweis bei stabiler Angina pectoris zu untersuchen, sollte daher zwischen Patienten mit streng belastungsabhängiger Angina und Patienten mit variabler Auslösbarkeit der pektanginösen Symptomatik unterschieden werden.

Dazu wurden FM-Langzeit-EKG-Untersuchungen bei konsekutiven Patienten der Kardiologischen Ambulanz der Medizinischen Universitätsklinik

Heidelberg durchgeführt, wenn folgende Bedingungen erfüllt waren:

Einschlußkriterien:
- stabile Angina pectoris,
- Indikation zur Koronarangiographie;

Ausschlußkriterien:
- koronare Herzkrankheit bereits angiographisch gesichert oder als gesichert anzunehmen (eindeutige Infarktanamnese, Infarktnarbe im Ruhe-EKG),
- ST-Streckensenkungen $\geq 0{,}1$ mV in den linkspräkordialen Ableitungen des Ruhe-EKG,
- instabile Angina pectoris (nach Conti et al. 1973): Recent-onset-Angina, Crescendoangina, Ruheangina mit typischer, mindestens 15 min lang anhaltender Angina pectoris in Ruhe,
- invasiv oder echokardiographisch gesicherte Kardiomyopathie,
- Herzklappenfehler des Schweregrades II oder darüber,
- stationäre Behandlung innerhalb der nächsten 24 h,
- Ablehnung der vorgesehenen Koronarangiographie oder der Langzeit-EKG-Untersuchung durch den Patienten.

Hinzu kamen die unter 1.1 genannten, generell verwendeten Ausschlußkriterien für eine ST-Streckenanalyse mit Langzeit-EKG (Digitalismedikation, Vorhofflimmern, Linksschenkelblock). Die ambulante 24-h-Langzeit-EKG-Aufzeichnung wurde unmittelbar nach der Indikationsstellung zur Herzkatheteruntersuchung begonnen. Während der Untersuchung wurde die antianginös wirksame Medikation nach Möglichkeit auf kurzwirksame Nitrate bei Bedarf beschränkt. Die Therapie vor und während der Aufzeichnung wurde dokumentiert. Die Herzkatheteruntersuchung wurde 2–20 Wochen nach der Langzeit-EKG-Registrierung durchgeführt. Es wurde besondere Aufmerksamkeit darauf verwendet, daß die ST-Segmentanalyse zu diesem Zeitpunkt abgeschlossen und dokumentiert war. Dem Befunder der Koronarangiogramme war das Ergebnis der Langzeit-EKG-Untersuchungen nicht bekannt.

Die rekrutierten Patienten wurden aufgrund einer eingehenden Anamnese, die mit Hilfe speziell angefertigter Fragebögen dokumentiert wurde, 2 Gruppen zugeordnet: der stabilen Angina pectoris mit variabler Anginaschwelle, wenn pektanginöse Beschwerden unabhängig von körperlicher Anstrengung auftraten, oder der stabilen Angina pectoris mit streng belastungsabhängiger Symptomatik. Die Rekrutierungszeit für die erste Gruppe lag zwischen dem 01. 04. 1985 und dem 31. 12. 1987. Zwischen dem 01. 07. 1986 und dem 31. 12. 1987 wurden die Langzeit-EKG-Untersuchungen auf Patienten mit streng belastungsabhängiger Angina ausgedehnt.

Die Durchführung eines Belastungs-EKG galt nicht als Voraussetzung für die Aufnahme eines Patienten in die Studie. Wenn eine solche Untersuchung jedoch im Rahmen der routinemäßigen Abklärung erfolgte (Methodik s. 1.2), wurde ihr Ergebnis von einem in der Methode erfahrenen Arzt dokumentiert, dem die Befunde der später analysierten Langzeit-EKG-Aufzeichnung nicht bekannt waren. Die diagnostischen Wertigkeiten von Belastungs-EKG und Langzeit-EKG wurden miteinander verglichen, indem nur die Patienten berücksichtigt wurden, von denen die Ergebnisse beider Untersuchungen zur Verfügung standen.

Die Definition ischämietypischer Episoden im Langzeit-EKG erfolgte in Anlehnung an die unter 1.3 genannten Kriterien. Aufgrund der Befunde, die Quyyumi et al. (1983) an gesunden Patienten erhoben, wurden allerdings 2 zusätzliche Bedingungen aufgestellt: Während episodenhafter ST-Streckenhebungen wurde eine maximale Herzfrequenz >60 Schläge/min gefordert, und ST-Streckensenkungen mit Herzfrequenzen ≥ 115 Schläge/min hatten eine Abweichung von mindestens 0,2 mV zu erreichen. Zusätzlich zu dieser hier prospektiv untersuchten Hauptdefinition einer ischämietypischen Episode wurde retrospektiv die diagnostische Bedeutung anderer Definitionen an demselben Patientengut evaluiert (s. Tabelle 3.7, S. 35).

Die 5 Testparameter Sensitivität, Spezifität, positiver prädiktiver Wert, negativer prädiktiver Wert und Treffsicherheit wurden nach folgenden Formeln berechnet:

Spezifität (%): $$\frac{\text{richtig-negativ}}{\text{richtig-negativ} + \text{falsch-positiv}} \cdot 100;$$

Sensitivität (%): $$\frac{\text{richtig-positiv}}{\text{richtig-positiv} + \text{falsch-negativ}} \cdot 100;$$

positiver prädiktiver Wert (%): $$\frac{\text{richtig-positiv}}{\text{richtig-positiv} + \text{falsch-positiv}} \cdot 100;$$

negativer prädiktiver Wert (%): $$\frac{\text{richtig-negativ}}{\text{richtig-negativ} + \text{falsch-negativ}} \cdot 100;$$

Treffsicherheit (%): $$\frac{\text{richtig-positiv} + \text{richtig-negativ}}{\text{Gesamtzahl}} \cdot 100.$$

Zusätzlich zu den unter 1.4 genannten statistischen Verfahren wurde der McNemar-Test (Sachs 1984) angewandt, wenn die Testparameter für verschiedene Methoden oder für verschiedene Ischämiedefinitionen bei identischen Patientenkollektiven beurteilt werden sollten.

Die angegebenen Konfidenzintervalle sind als 2 unabhängige 2seitige Intervalle mit einer nominellen Vertrauenswahrscheinlichkeit von 95% interpretierbar. Die unteren Schranken sind auch als simultane einseitige Intervalle zur gleichen Vertrauenswahrscheinlichkeit von 95% anzusehen.

3.2 Ergebnisse

3.2.1 Stabile Angina pectoris mit variabler Anginaschwelle

In dem Zeitraum von 33 Monaten wurden 220 Patienten mit stabiler Angina pectoris und variabler Auslösbarkeit der Symptomatik rekrutiert. Bei 4

Tabelle 3.1. Personenbezogene Daten der angiographierten Patienten mit Ruhebeschwerden bei stabiler Angina pectoris. *AP nitropositiv*: Ansprechen der Angina pectoris auf kurzwirksame Nitrate innerhalb von 5 min

	KHK ($n = 90$)	Keine KHK ($n = 76$)	p
Alter [Jahre]	56± 7	53± 6	< 0,01
Männlich [%]	84	61	< 0,001
Gewicht Männer [kg]	78±10	81±10	n.s.
Gewicht Frauen [kg]	70±16	64± 6	n.s.
Nur Ruhe-AP [%]	3	12	< 0,05
Ruhe-AP seit ≥ 1 Jahr [%]	82	58	< 0,01
Ruhe-AP auch nachts [%]	68	67	n.s.
Kälte-AP [%]	32	29	n.s.
Diabetes mellitus [%]	9	7	n.s.
Zerebrale, periphere AVK [%]	17	11	n.s.
Arterielle Hypertonie [%]	43	41	n.s.
Zigarettenraucher [%]	73	71	n.s.
Zigarettenraucher > 20 Jahre [%]	47	34	n.s.
Rauchen eruierbar [%]	70	62	n.s.
AP nitropositiv [%]	77	66	n.s.

(1,8 %) dieser Patienten waren die Langzeit-EKG-Aufzeichnungen nicht für eine ST-Streckenanalyse geeignet, da kein verwertbares Signal aufgezeichnet wurde ($n=2$) oder ein intermittierender Linksschenkelblock auftrat ($n=2$). Bei 50 Patienten (23 %) wurde keine Herzkatheteruntersuchung durchgeführt, weil die Patienten nicht zum vereinbarten Herzkathetertermin erschienen ($n=33$) oder weil zu diesem Zeitpunkt unter der inzwischen eingeleiteten medikamentösen Therapie keine Ischämiezeichen mehr auftraten ($n=17$).

Bei 90 der verbleibenden 166 Patienten (54 %) bestätigte sich angiographisch der Verdacht auf eine KHK (mindestens 1 Stenose >70 % an wenigstens 1 Koronargefäß). Ein Vergleich der erhobenen Anamnesedaten ergab, daß sich KHK- und Nicht-KHK-Patienten in 4 Parametern signifikant voneinander unterschieden (Tabelle 3.1): Patienten mit KHK gaben seltener ausschließlich Ruheangina an als Patienten ohne signifikante Koronarstenosen (3 % vs. 12 %, $p<0{,}05$). Seit mehr als einem Jahr bestehende Ruhebeschwerden wurden häufiger von KHK-Patienten als von Nicht-KHK-Patienten genannt (82 % vs. 58 %, $p<0{,}01$). Außerdem waren KHK-Patienten älter ($p<0{,}01$) und häufiger männlichen Geschlechts ($p<0{,}001$) als nicht-KHK-Patienten.

Bei 64 der 90 Patienten mit KHK wurde wenigstens eine ischämietypische Episode in einer der beiden Ableitungen CM_5 oder CC_5 registriert. Somit betrug die Sensitivität des Langzeit-EKG für den KHK-Nachweis 71 % (Konfidenzintervall 61–80 %). Von den 76 Patienten ohne signifikante Koronarstenosen boten 29 mindestens eine ischämietypische Episode im Langzeit-EKG. Daraus errechnete sich eine Spezifität von 62 % (Konfidenzintervall 50–73 %). Positiver prädiktiver Wert, negativer prädiktiver Wert und Treffsicherheit des Langzeit-EKG für den KHK-Nachweis sind aus Tabelle 3.5 auf S. 31

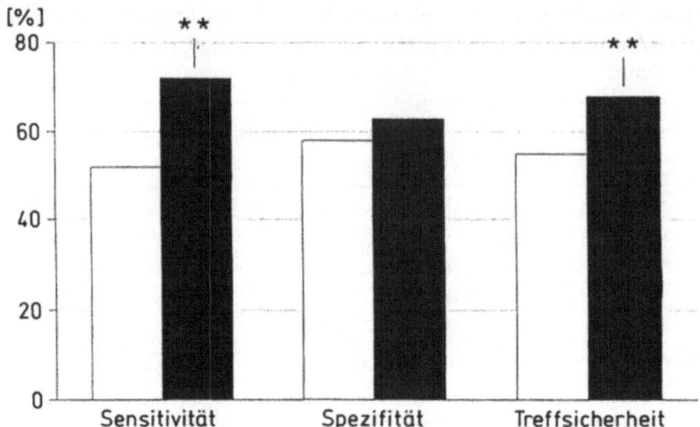

Abb. 3.1. Diagnostische Bedeutung von (■) Langzeit-EKG und (□) Belastungs-EKG bei Patienten mit variabler Anginaschwelle. ** $p<0{,}01$

Tabelle 3.2. Diagnostische Wertigkeit (Angaben in %) von Langzeit-EKG und Belastungs-EKG bei 152 angiographierten Patienten mit stabiler Angina pectoris und variabler Anginaschwelle. Die Zahlen in Klammern geben die Konfidenzintervalle für Sensitivität und Spezifität an

	Langzeit-EKG	Belastungs-EKG	*p*
Sensitivität	72 (61–81)	52 (41–63)	< 0,01
Spezifität	63 (51–75)	58 (45–69)	n.s.
Positiver prädiktiver Wert	69	58	n.s.
Negativer prädiktiver Wert	66	51	n.s.
Treffsicherheit	68	55	< 0,01

ersichtlich. Für keinen der 5 untersuchten Parameter ergab sich ein signifikanter geschlechtsbezogener Unterschied.

95 % der bei den angiographierten Patienten beobachteten Episoden waren durch ST-Streckensenkungen charakterisiert. 18 der 24 episodenhaften ST-Streckenhebungen wurden bei 5 KHK-Patienten beobachtet, die restlichen 6 bei 2 Nicht-KHK-Patienten.

Wenn nur die Patienten mit mindestens einer ischämietypischen Episode betrachtet wurden, war die durchschnittliche Zahl der Episoden bei KHK-Patienten nur tendenziell höher als bei Nicht-KHK-Patienten ($6{,}0 \pm 6{,}3$ vs. $4{,}9 \pm 3{,}5$, n. s.). Auch die durchschnittliche Gesamtdauer der Episoden pro Patient unterschied sich bei KHK- und Nicht-KHK-Patienten nicht signifikant voneinander (617 ± 459 s vs. 683 ± 229 s).

Bei 152 der 166 angiographierten Patienten (92 %) wurde im Rahmen der ambulanten Abklärung eine diagnostische Ergometrie durchgeführt. Signifikante ST-Streckenabweichungen ließen sich bei 42 der 81 KHK-Patienten und bei 30 der 71 Nicht-KHK-Patienten nachweisen. Daraus errechnete sich für das Belastungs-EKG eine gegenüber dem Langzeit-EKG signifikant geringere

Sensitivität von 52 % und eine in der Tendenz geringere Spezifität von 58 % (Tabelle 3.2 und Abb. 3.1). Der Anteil diskrepanter Befunde im Langzeit- und Belastungs-EKG war bei KHK-Patienten (40 %) und Nicht-KHK-Patienten (34 %) vergleichbar hoch.

3.2.2 Stabile Angina pectoris mit streng belastungsabhängiger Symptomatik

Während der 18monatigen Rekrutierungsphase wurden 55 Patienten mit stabiler Angina pectoris bei streng belastungsabhängiger Symptomatik in die Studie aufgenommen. Der relative Anteil dieser Patienten an der Gesamtzahl der rekrutierten Patienten mit stabiler Angina betrug in diesem Zeitraum 26 %. Alle 55 Langzeit-EKG-Aufzeichnungen waren auswertbar. Bei 6 Patienten (11 %) fand die geplante invasive Abklärung nicht statt, weil der Untersuchungstermin nicht wahrgenommen wurde ($n=4$) oder weil die inzwischen eingeleitete medikamentöse Therapie erfolgreich war ($n=2$). Bei den verbleibenden 49 Patienten (89 %) handelte es sich um 41 Männer und 8 Frauen im Alter von 58 ± 8 Jahren.

Bei 44 dieser 49 Patienten (90 %) fand sich koronarangiographisch mindestens eine Stenose >70 %. Einen positiven Langzeit-EKG-Befund boten 34 der 44 KHK-Patienten (Sensitivität 77 %) und 1 der 5 Nicht-KHK-Patienten (Spezifität 80 %). Die berechneten Werte für die positiven und negativen prädiktiven Werte sowie die Treffsicherheit sind in Tabelle 3.5 auf S. 31 angegeben. Wegen der geringen Zahl von Nicht-KHK-Patienten ergaben sich für die Spezifität weite Konfidenzintervalle. Entsprechend geringe Aussagekraft haben in diesem Kollektiv auch der positive und negative prädiktive Wert. Die Treffsicherheit wird überwiegend durch die Sensivitität geprägt.

Bei den Patienten mit streng belastungsabhängiger Angina waren alle 161 ischämietypischen Episoden durch ST-Streckensenkungen gekennzeichnet. Es wurden durchschnittlich $4{,}4 \pm 3{,}3$ ischämietypische Episoden pro KHK-Patient mit positivem Langzeit-EKG-Befund registriert. Die mittlere Dauer dieser Episoden betrug 634 ± 220 s.

Ein Vergleich zwischen Langzeit-EKG- und Belastungs-EKG-Befund war bei 39 KHK- und allen 5 Nicht-KHK-Patienten möglich. Dabei bestand für keinen der 5 untersuchten Parameter der diagnostischen Wertigkeit für den KHK-Nachweis ein signifikanter Unterschied (Tabelle 3.3). Wegen der begrenzten Fallzahlen konnten tatsächliche Unterschiede allerdings nur mit geringer Teststärke ausgeschlossen werden.

3.2.3 Vergleich zwischen stabiler Angina pectoris mit variabler Anginaschwelle und stabiler Angina pectoris mit streng belastungsabhängiger Symptomatik

Die beiden Untergruppen der stabilen Angina pectoris unterschieden sich in mehreren Faktoren voneinander (Tabelle 3.4). Besonders fiel die sehr viel höhere KHK-Prävalenz bei Patienten mit streng belastungsabhängiger Sym-

Tabelle 3.3. Diagnostische Wertigkeit (Angaben in %) von Langzeit-EKG und Belastungs-EKG bei 44 angiographierten Patienten mit stabiler Angina pectoris und streng belastungsabhängiger Symptomatik. Die Zahlen in Klammern geben die Konfidenzintervalle für Sensitivität und Spezifität an. Wegen der geringen Zahl von Nicht-KHK-Patienten haben Spezifität sowie positiver und negativer prädiktiver Wert nur eine sehr begrenzte Aussagekraft. Die Treffsicherheit wird überwiegend durch die Sensitivität geprägt

	Langzeit-EKG	Belastungs-EKG	*p*
Sensitivität	80 (64–91)	85 (70–94)	n.s.
Spezifität	80 (28–99)	40 (5–85)	n.s.
Positiver prädiktiver Wert	97	92	n.s.
Negativer prädiktiver Wert	33	25	n.s.
Treffsicherheit	80	80	n.s.

Tabelle 3.4. Vergleich zwischen Patienten mit variabler Anginaschwelle und Patienten mit streng belastungsabhängiger Angina

	Variable Anginaschwelle ($n = 216$)	Belastungsangina ($n = 55$)	*p*
Alter [Jahre]	54±8	58±8	< 0,01
Männlich [%]	80	84	n.s.
HK durchgeführt [%]	77	89	< 0,05
KHK [%]	54	90	< 0,001
Zahl der Patienten mit gesicherter KHK	90	44	
Stenosierte Gefäße	2,0±0,8	2,1±0,8	n.s.
Gensini-Score	47±36	50±27	n.s.
Eingeschränkte LV-Funktion [%]	26	27	n.s.
Episoden/Patient	6,0±6,3	4,4±3,3	n.s.
Episodendauer [s]	617±328	634±220	n.s.
Ischämiedauer/Patient [min]	61±35	46±35	n.s.

ptomatik auf. Wenn allerdings nur die KHK-Patienten beider Gruppen betrachtet wurden, fanden sich keine signifikanten Unterschiede mehr: Die Erkrankung war nach angiographischen Kriterien in beiden Gruppen ähnlich stark ausgeprägt. Auch in bezug auf die Langzeit-EKG-spezifischen Parameter wie mittlere Episodenzahl, mittlere Episodendauer und Ischämiedauer pro 24 h unterschieden sich die KHK-Patienten mit streng belastungsabhängiger Symptomatik nicht von den KHK-Patienten mit variabler Anginaschwelle.

Mit dem Langzeit-EKG konnte eine KHK bei variabler Anginaschwelle ähnlich genau nachgewiesen werden wie bei streng belastungsabhängiger Symptomatik. Es bestand lediglich eine Tendenz zu einer höheren Treffsicherheit bei Patienten mit ausschließlicher Belastungsangina (Tabelle 3.5). Im Gegensatz dazu waren Sensitivität und Treffsicherheit des Belastungs-EKG bei variabler Anginaschwelle deutlich geringer als bei streng belastungsabhängiger Symptomatik ($p < 0,01$; Abb. 3.2).

Tabelle 3.5. Vergleich der Subgruppen der stabilen Angina pectoris in bezug auf die diagnostischen Wertigkeiten von Langzeit-EKG und Belastungs-EKG (Angaben in %). Berücksichtigt wurden alle angiographierten Patienten, von denen ein auswertbares Untersuchungsergebnis vorlag. Die Zahlen in Klammern geben die Konfidenzintervalle für Sensitivität und Spezifität an

Langzeit-EKG	Variable Anginaschwelle ($n = 166$)	Belastungsangina ($n = 49$)	p
Sensitivität	71 (61–80)	77 (62–89)	n.s.
Spezifität	62 (50–73)	80 (28–99)	n.s.
Positiver prädiktiver Wert	69	97	n.s.
Negativer prädiktiver Wert	64	29	n.s.
Treffsicherheit	67	78	n.s.
Belastungs-EKG	($n = 152$)	($n = 44$)	
Sensitivität	52 (41–63)	85 (70–94)	< 0,01
Spezifität	58 (45–69)	40 (5–85)	n.s.
Positiver prädiktiver Wert	58	92	n.s.
Negativer prädiktiver Wert	51	25	n.s.
Treffsicherheit	55	80	< 0,01

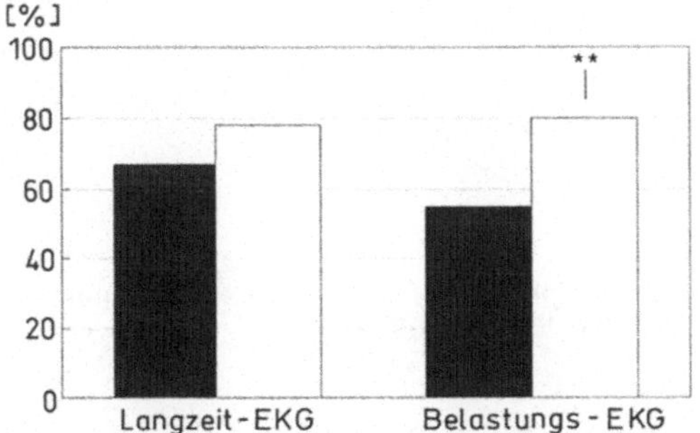

Abb. 3.2. Treffsicherheit von Langzeit-EKG und Belastungs-EKG in Abhängigkeit von der Manifestationsform der stabilen Angina pectoris (■ variable Angina, □ Belastungsangina). ** $p < 0,01$

3.2.4 Einfluß der Koronarmorphologie auf die Sensitivität des Langzeit-EKG

Wurden beide Gruppen mit stabiler Angina pectoris gemeinsam betrachtet, so fanden sich 1-, 2- und 3-Gefäß-Erkrankungen etwa gleich häufig (Tabelle 3.6).

Mit 87 % übertraf die Sensitivität des Langzeit-EKG bei 3-Gefäß-Erkrankungen die bei 2-Gefäß-Erkrankungen (64 %, $p < 0,05$) und bei 1-Gefäß-Erkrankungen (67 %, $p < 0,05$). Die Lokalisation der Stenose hatte bei 1-Gefäß-Erkrankungen keinen Einfluß auf die Sensitivität. Die Zahl der ischämietypischen Episoden war bei 1-Gefäß-Erkrankungen ($4,5 \pm 5,1$) niedriger als bei Mehrgefäßerkrankungen ($5,8 \pm 4,6$, $p < 0,05$), während die durch-

Tabelle 3.6. Häufigkeit von Patienten mit ischämietypischen Episoden in Abhängigkeit vom Koronarbefund

Zahl der Gefäße mit Stenosen ≥ 50%	Sensitivität [%]	Episoden/Patient[a] (n)	Ischämiedauer/Patient[a] [min]
1 ($n = 42$)	67	4,5 ± 5,1	46 ± 44
LAD ($n = 23$)	65	5,2 ± 6,7	45 ± 53
LCX ($n = 11$)	73	3,1 ± 2,5	38 ± 30
RCA ($n = 8$)	63	4,4 ± 0,9	63 ± 29
2 ($n = 45$)	64	5,9 ± 3,9[b]	58 ± 43
3 ($n = 47$)	87[c]	5,8 ± 5,0	61 ± 64

[a] Berücksichtigt sind nur KHK-Patienten mit mindestens einer ischämietypischen Episode im Langzeit-EKG.

[b] $p < 0,05$ vs. 1-Gefäß-Erkrankungen.

[c] $p < 0,05$ vs. 1- und 2-Gefäß-Erkrankungen.

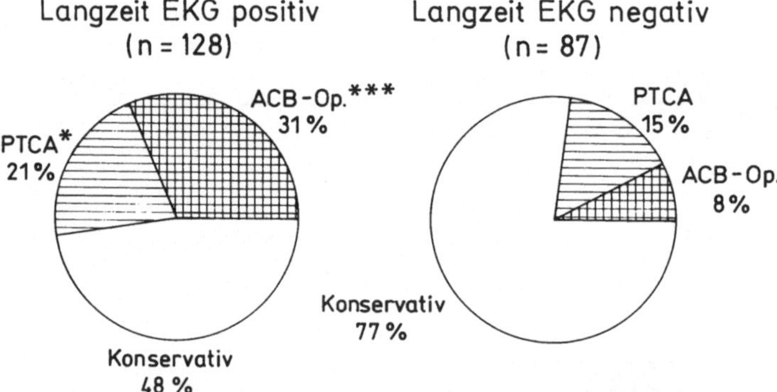

Abb. 3.3. Langzeit-EKG-Befund und Therapieempfehlung bei den 215 angiographierten Patienten mit stabiler Angina pectoris. * $p<0,05$, *** $p<0,001$

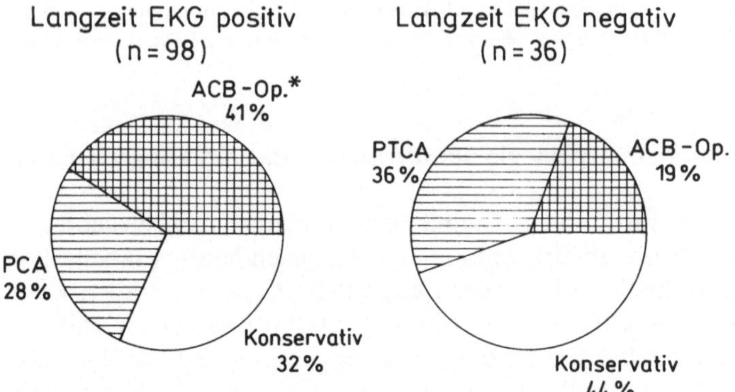

Abb. 3.4. Langzeit-EKG-Befund und Therapieempfehlung bei den 134 Patienten mit stabiler Angina pectoris und gesicherter KHK. * $p<0,05$

schnittliche Dauer der einzelnen Episoden keine Abhängigkeit von der Zahl der stenosierten Gefäße zeigte.

Bei allen 8 Patienten mit Hauptstammstenosen $\geq 50\%$ trat mindestens eine ischämietypische Episode im Langzeit-EKG auf. KHK-Patienten mit ischämietypischen Episoden im Langzeit-EKG hatten einen ausgeprägteren Koronarbefall als Patienten ohne Ischämienachweis im Langzeit-EKG. Das drückte sich in der höheren Zahl der betroffenen Gefäße (2,1 $\pm$0,8 vs. 1,8$\pm$0,7, $p<0,05$) und in einem höheren Gensini-Score (51,8$\pm$34,2 vs. 37,7$\pm$27,2, $p<0,05$) aus.

Eine eingeschränkte LV-Funktion beeinflußte die Sensitivität des Langzeit-EKG für den KHK-Nachweis nicht (73 % bei 98 Patienten mit normaler LV-Funktion, 73 % bei 33 Patienten mit eingeschränkter LV-Funktion).

Bei 40 % der 215 angiographierten Patienten mit stabiler Angina pectoris wurde aufgrund des Herzkatheterbefundes und der Symptomatik eine Revaskularisation empfohlen (19 % PTCA, 22 % ACB-Operation). Ischämietypische Veränderungen im Langzeit-EKG fanden sich bei indizierter ACB-Operation mit 85 % ($p<0,001$) und bei indizierter PTCA mit 68 % ($p<0,05$) häufiger als bei empfohlenem konservativem Therapieversuch (48 %).

Bei 23 % der Patienten mit negativem Langzeit-EKG-Befund wurde für eine ACB-Operation (8 %) oder eine PTCA (15 %) plädiert. Dagegen sollten 52 % der Patienten mit Ischämiezeichen im Langzeit-EKG einer Revaskularisation zugeführt werden ($p<0,001$; Abb. 3.3). Auch wenn nur die 134 Patienten mit angiographisch gesicherter KHK betrachtet wurden, war die Sensitivität des Langzeit-EKG bei indizierter ACB-Operation höher als bei den übrigen Patienten (85 % vs. 67 %, $p<0,05$; Abb. 3.4).

3.2.5 Diagnostische Bedeutung der Ableitungen CM_5 und CC_5

Im Gesamtkollektiv mit stabiler Angina pectoris war die Sensitivität für den KHK-Nachweis in Ableitung CM_5 allein mit 68 % nur tendenziell geringer als die Sensitivität in den Ableitungen CM_5 und CC_5 zusammen (73 %). Da die Spezifität von CM_5 allein etwas höher lag als die der Kombination beider Ableitungen (65 % vs. 63 %), resultierte eine vergleichbare, in der Tendenz etwas niedrigere Treffsicherheit von CM_5 allein (67 % vs. 69 %; Abb. 3.5).

Für die Ableitung CC_5 ergab sich eine signifikant geringere Sensitivität als für die von CM_5 (53 % vs. 68 %, $p<0,05$). Andererseits übertraf die Spezifität von CC_5 die von CM_5 (80 % vs. 65 %, $p<0,05$), so daß eine vergleichbare Treffsicherheit beider Ableitungen für den KHK-Nachweis resultierte (63 % in CC_5, 67 % in CM_5). Die gegenüber CM_5 geringere Sensitivität von CC_5 betraf im wesentlichen Patienten mit 1-Gefäß-Erkrankungen (33 % vs. 62 %, $p<0,01$; Abb. 3.6).

Bei 2-Gefäß-Erkrankungen bestand noch eine Tendenz zu einer geringeren Sensitivität von CC_5 (49 % vs. 62 %, n. s.), während Patienten mit 3-Gefäß-Erkrankungen in beiden Ableitungen ähnlich häufig mindestens eine isch-

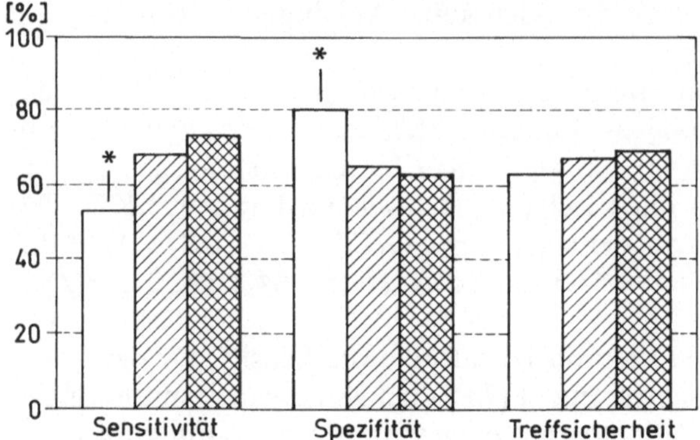

Abb. 3.5. Diagnostische Bedeutung der Ableitungen CC_5 und CM_5 für den KHK-Nachweis. □ CC_5, ▨ CM_5, ⊠ CC_5 und CM_5, * $p<0{,}05$

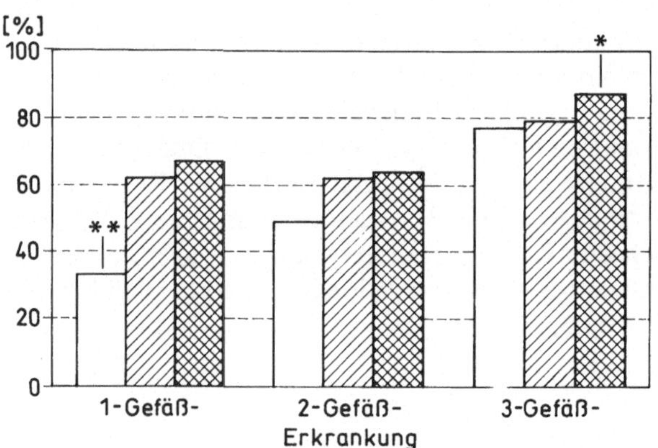

Abb. 3.6. Sensitivität der Ableitungen CC_5 und CM_5 in Abhängigkeit vom Koronarbefall. □ CC_5, ▨ CM_5, ⊠ CC_5, und CM_5 * $p<0{,}05$, ** $p<0{,}01$

ämietypische Episode im Langzeit-EKG boten (77% vs. 79%, n.s.). Nur bei 3-Gefäß-Erkrankungen trug die zusätzliche Auswertung von CC_5 zu CM_5 zu einer signifikanten Steigerung der Sensitivität der Langzeit-EKG-Untersuchungen von 79% auf 87% bei ($p<0{,}05$; Abb. 3.6). Die Lokalisation der Stenose hatte weder in CM_5 noch in CC_5 einen signifikanten Einfluß auf den Ischämienachweis.

3.2.6 Einfluß der Definition ischämietypischer Episoden auf die diagnostische Aussagekraft des Langzeit-EKG

Die prospektiv ermittelte Treffsicherheit des Langzeit-EKG für den KHK-Nachweis konnte durch eine Variation der Definition ischämietypischer Episo-

Tabelle 3.7. Sensitivität, Spezifität und Treffsicherheit des Langzeit-EKG für den KHK-Nachweis in Abhängigkeit von der Definition ischämietypischer Episoden (Angaben in %)

Definition	Sensitivität			Spezifität			Treffsicherheit		
	CM_5	CC_5	CM_5 $+CC_5$	CM_5	CC_5	CM_5 $+CC_5$	CM_5	CC_5	CM_5 $+CC_5$
Hauptdefinition	68	53	73	65	80	63	67	63	69
A	83	63	84	33	69	31	64	65	64
B	78	58	81	46	75	43	66	64	67
C	57	24	59	68	95	67	61	51	62
D	75	52	78	56	78	51	68	61	67
E	68	53	73	65	80	63	67	63	69
F	51	23	56	74	95	73	62	50	62
G	65	48	69	69	81	65	67	60	68
H	34	26	39	85	97	84	53	53	56

Bedingung 1: $\geq$ 30 s ST-Streckenabweichung $\geq$ 0,075 mV;
Bedingung 2: $\geq$ 30 s ST-Streckenabweichung $\geq$ 0,1 mV;
Bedingung 3: $\geq$ 30 s ST-Streckenabweichung $\geq$ 0,15 mV;
Bedingung 4: $\geq$ 60 s ST-Streckenabweichung $\geq$ 0,1 mV;
Bedingung 5: ST-Streckensenkung horizontal oder deszendierend;
Bedingung 6: bei ST-Streckenhebungen mit maximaler Herzfrequenz > 60/min;
Bedingung 7: bei ST-Streckensenkungen mit maximaler Herzfrequenz $\geq$ 115/min; maximale ST-Streckenabweichung $\geq$ 0,2 mV;
Bedingung 8: begleitende Symptomatik bei $\geq$ 1 Episode.

Definition	Erfüllte Bedingungen
Hauptdefinition	2 und 5–7
Definition A	1
Definition B	2
Definition C	3
Definition D	4
Definition E	2 und 5
Definition F	3 und 5
Definition G	4 und 5
Definition H	2 und 5–8

den nicht signifikant gesteigert werden (Tabelle 3.7). Die höchste Sensitivität wurde ermittelt, wenn alle Episoden $\geq$0,075 mV als KHK-typisch angesehen wurden (Definition A). Die Spezifität blieb dabei jedoch mit 31 % so gering, daß die Treffsicherheit niedriger lag als bei einer Mindestabweichung von 0,1 mV (Definition B). Wenn eine ST-Streckenabweichung $\geq$0,15 mV gefordert wurde (Definition C), führte der Verlust an Sensitivität trotz höherer Spezifität zu einem Absinken der Treffsicherheit.

Blieb die maximale Herzfrequenz während der Episode im Gegensatz zur Hauptdefinition unberücksichtigt, so war damit keine Änderung von Sensitivität oder Spezifität verbunden (Definition E). Die von den meisten Arbeitsgruppen benutzte Definition (Definition G) war wegen der geforderten längeren Dauer der Mindestabweichung etwas weniger sensitiv und geringfügig spezifischer, so daß eine mit der hier benutzten Definition vergleichbare Treffsicherheit resultierte. Ein signifikanter Abfall der Treffsicherheit für den KHK-Nachweis ergab sich nur, wenn mindestens eine der identifizierten Episoden symptomatisch zu sein hatte (Definition H). Die einzelnen Werte für Sensitivität, Spezifität und Treffsicherheit für die untersuchten Varianten der Ischämiedefinition sind – auch für CM_5 und CC_5 getrennt – in Tabelle 3.7 zusammengestellt.

3.2.7 Pektanginöse Beschwerden ohne ischämietypische ST-Streckenabweichungen

90 (42%) der 215 angiographierten Patienten mit stabiler Angina pectoris gaben pektanginöse Beschwerden während der Langzeit-EKG-Aufzeichnung an, ohne daß zu den entsprechenden Zeitpunkten ischämietypische ST-Streckenveränderungen nachweisbar waren. Der relative Anteil dieser Patienten war bei nachgewiesener KHK mit 41% ähnlich hoch wie bei unauffälligen bzw. geringgradig veränderten Koronargefäßen (43%). Allerdings ließen sich bei 73% der KHK-Patienten mit Angina ohne signifikante ST-Streckenveränderungen zu anderen Zeitpunkten ischämietypische Episoden im Langzeit-EKG nachweisen, während der entsprechende Anteil bei Nicht-KHK-Patienten nur 43% betrug ($p<0{,}01$). Die Bewertung von Angina pectoris während der Langzeit-EKG-Aufzeichnung als zusätzliches Ischämiekriterium hätte zu einer Steigerung der Sensitivität auf 84% geführt. Die gleichzeitige Reduktion der Spezifität auf 38% wäre jedoch mit einem Rückgang der Treffsicherheit auf 62% verbunden gewesen.

3.3 Diskussion

Nach den vorgestellten Untersuchungsergebnissen kann eine KHK bei Patienten mit stabiler Angina pectoris und variabler Anginaschwelle im Langzeit-EKG sensitiver nachgewiesen werden als im Belastungs-EKG. Diesem Befund kommt aus verschiedenen Gründen wesentliche klinische Bedeutung zu: Innerhalb eines identischen Rekrutierungszeitraums wurde unter den Patienten mit stabiler Angina pectoris eine variable Anginaschwelle 3mal häufiger beobachtet als eine streng belastungsabhängige Symptomatik. Obwohl die KHK-Prävalenz bei variabler Anginaschwelle deutlich geringer war als bei streng belastungsabhängiger Symptomatik, überwogen daher unter den KHK-Patienten mit stabiler Angina die Patienten mit variabler Auslösbarkeit der Beschwerden. Dabei unterschied sich das Ausmaß der Koronarsklerose in beiden Untergruppen nicht. Die KHK-Prävalenz liegt nach den hier erhobe-

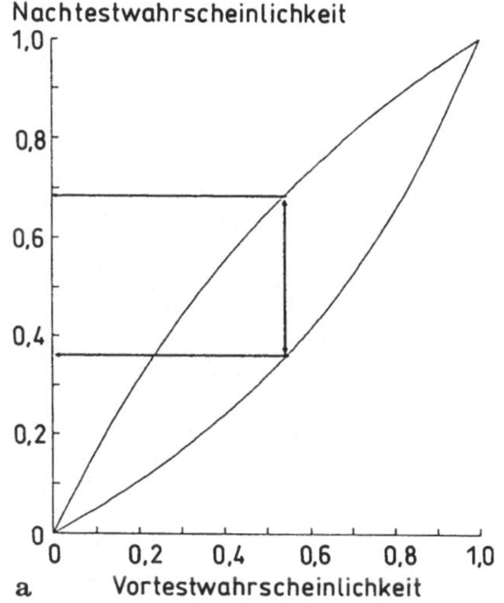

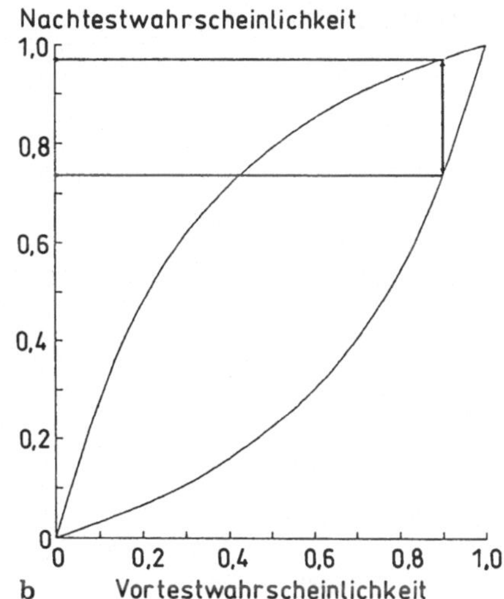

Abb. 3.7 a, b. Abhängigkeit der Wahrscheinlichkeit für das Vorliegen einer KHK vom Ergebnis der Langzeit-EKG-Untersuchung bei stabiler Angina pectoris. **a** Variable Anginaschwelle, **b** streng belastungsabhängige Angina

nen Befunden bei variabler Anginaschwelle genau in dem Bereich, in dem von dem Ergebnis einer aussagekräftigen nichtinvasiven Untersuchung eine Entscheidungshilfe für oder gegen eine invasive Abklärung erwartet werden kann. So nahm die Wahrscheinlichkeit für das Vorliegen einer KHK bei positivem Langzeit-EKG-Befund von 54 % auf 69 % zu, bei negativem Befund auf 36 % ab (Abb. 3.7). Die Nachtestwahrscheinlichkeit divergierte damit in Abhängigkeit vom Ergebnis der Langzeit-EKG-Untersuchung um 33 %. Bei streng belastungsabhängiger Symptomatik waren Sensitivität und Spezifität der Methode zwar tendenziell höher als bei variabler Anginaschwelle. Aufgrund der hohen KHK-Prävalenz von 90 % in diesem Kollektiv beeinflußte die Kenntnis des Langzeit-EKG-Befundes die Nachtestwahrscheinlichkeit jedoch nur um 25 %. Bei Patienten mit unauffälligem Langzeit-EKG-Ergebnis war die Wahrscheinlichkeit für das Vorliegen einer KHK mit 72 % immer noch so hoch, daß von der Untersuchung bei streng belastungsabhängiger Angina nach den vorgestellten Befunden keine wesentliche Entscheidungshilfe erwartet werden kann.

Die diagnostische Aussagekraft des Belastungs-EKG war für das gesamte Kollektiv mit stabiler Angina pectoris gering (Abb. 3.8): Bei streng belastungsabhängiger Angina betrug die Wahrscheinlichkeit für eine den Beschwerden zugrundeliegende KHK selbst bei negativem Ergometrieergebnis noch 77,5 %. Wegen der geringen Treffsicherheit der Untersuchung wurde die Wahrscheinlichkeit für das Vorliegen einer KHK bei variabler Anginaschwelle durch den Belastungs-EKG-Befund wenig beeinflußt (49,7 % bei negativem, 59,2 % bei positivem Testergebnis).

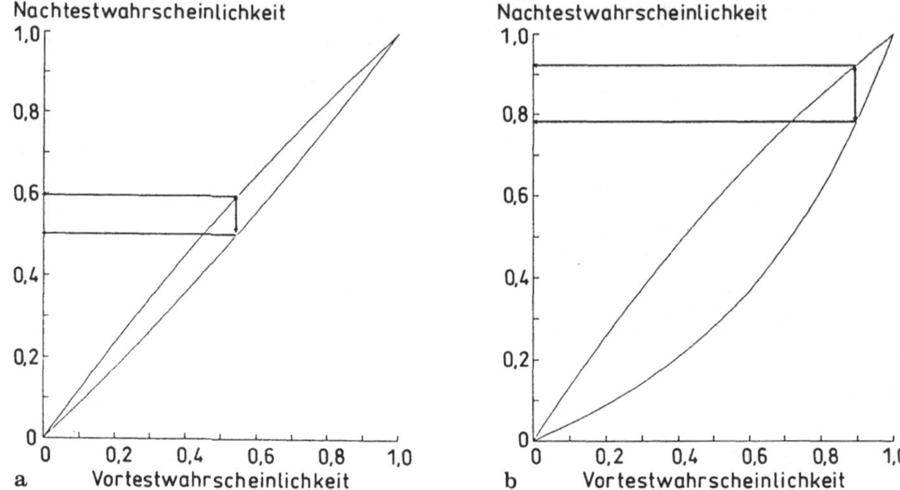

Abb. 3.8 a, b. Abhängigkeit der Wahrscheinlichkeit für das Vorliegen einer KHK vom Ergebnis des Belastungs-EKG bei stabiler Angina pectoris. **a** Variable Anginaschwelle, **b** streng belastungsabhängige Angina

Diese Wahrscheinlichkeitsberechnungen nach dem Bayes-Theorem legen nahe, daß eine für den KHK-Nachweis bedeutsame Information bei stabiler Angina pectoris nur durch eine Langzeit-EKG-Untersuchung und nur bei Patienten mit variabler Anginaschwelle zu erwarten ist.

Auf die sehr eingeschränkte diagnostische Wertigkeit des Belastungs-EKG bei stabiler Angina wurde auch von anderen Autoren hingewiesen (Redwood et al. 1976), wobei allerdings die hohe Prävalenz der KHK bei streng belastungsabhängiger Symptomatik als einzige Ursache gesehen wurde. Da bisher bei Untersuchungen zur diagnostischen Bedeutung des Belastungs-EKG nicht zwischen streng belastungsabhängiger Angina und variabler Anginaschwelle differenziert wurde, fehlen in der Literatur Angaben über die unterschiedlichen Treffsicherheiten der Methode bei diesen Subgruppen. Die Berichte über die Sensitivität des Belastungs-EKG bei stabiler Angina pectoris schwanken zwischen 54 % (Keleman et al. 1973) und 80 % (Roitman et al. 1970). Diese Extreme stimmen sehr gut mit den hier vorgestellten Ergebnissen von 52 % bei variabler Anginaschwelle und 85 % bei streng belastungsabhängiger Symptomatik überein. Daher könnten die divergierenden Literaturangaben durch eine unterschiedliche Verteilung der Subgruppen der stabilen Angina pectoris in den untersuchten Patientenkollektiven zu erklären sein.

Die Spezifität des Belastungs-EKG war bei variabler Anginaschwelle mit 58 % deutlich niedriger als allgemein für die stabile Angina pectoris beschrieben wird (Mittelwert von 10 umfangreichen Studien 84 %; Ellestad et al. 1979). Auch dafür dürfte der unterschiedliche Anteil von Patienten mit variabler Anginaschwelle in den bisher untersuchten Kollektiven mit stabiler Angina pectoris z. T. verantwortlich sein. Ein weiterer Grund ist darin zu sehen, daß bei den vorliegenden Untersuchungen die Indikation zur invasiven Abklärung und damit die Rekrutierung der Patienten nicht allein von der geschilderten Symptomatik abhing. Das Ergebnis des Belastungs-EKG lag zum Zeitpunkt der Entscheidung vor und beeinflußte die Indikationsstellung zur Herzkatheteruntersuchung. Damit läßt sich auch die tendenziell höhere Spezifität des Langzeit-EKG erklären, denn falsch-positive Langzeit-EKG-Befunde hatten keinen Einfluß auf die Entscheidung für oder gegen eine invasive Abklärung. Die höhere Sensitivität des Langzeit-EKG gegenüber dem Belastungs-EKG bei variabler Anginaschwelle ist jedoch als unabhängiger Befund zu werten. Die Überlegenheit wäre allenfalls noch größer gewesen, wenn auch positive Langzeit-EKG-Befunde die Indikation zur invasiven Abklärung beeinflußt hätten.

Bisherige Untersuchungen zur diagnostischen Aussagekraft von ST-Segmentveränderungen im ambulanten Langzeit-EKG bei stabiler Angina pectoris ergaben zunächst widersprüchlich erscheinende Ergebnisse. So fanden Stern et al. (1975) eine Sensitivität von 90 % und eine Spezifität von 79 % für den KHK-Nachweis. Crawford et al. (1978) berichteten dagegen über eine Sensitivität von nur 67 % und eine Spezifität von 61 %. Bei genauerer Betrachtung der Patientenkollektive fällt auf, daß bei 70 % der von Stern et al. untersuchten Patienten mit KHK die später angiographisch gesicherte Diagnose bereits vor der Langzeit-EKG-Untersuchung sehr wahrscheinlich war, da sich im Ruhe-EKG Infarktnarben oder ischämietypische ST-Streckenabweichungen zeigten. Dieser hohe Anteil an Ruhe-EKG-Veränderungen könnte das Auftreten von signifikanten ST-Streckenveränderungen bei den KHK-Patienten gefördert haben. Eine Zunahme vorbestehender ST-Streckenalterationen gilt jedoch als unspezifisches Ischämiekriterium. Dagegen wurden von Crawford et al. nur Patienten mit normalem Ruhe-EKG untersucht. Sensitivität und Spezifität des Langzeit-EKG waren dabei den hier erhobenen Befunden bei Patienten mit variabler Anginaschwelle sehr ähnlich. Auch die KHK-Prävalenz stimmte in diesen beiden Kollektiven gut überein (56% vs. 54%). Daher kann vermutet werden, daß Patienten mit streng belastungsabhängiger Symptomatik bei den von Crawford et al. untersuchten Patienten in der Unterzahl waren. Die zunächst widersprüchlich erscheinenden Angaben von Stern et al. und Crawford et al. über Sensitivität und Spezifität des Langzeit-EKG bei stabiler Angina könnten also erneut auf einer unterschiedlichen Zusammensetzung der Patientenkollektive beruhen.

Die Sensitivität des Belastungs-EKG wird durch das Ausmaß des Koronargefäßbefalls beeinflußt (Bartel et al. 1974). Bei den hier vorgestellten Patienten mit stabiler Angina pectoris zeigte auch das Langzeit-EKG bei 3-Gefäß-Erkrankungen mit 87% eine höhere Sensitivität als bei 1- oder 2-Gefäß-Erkrankungen. Diese Befunde bestätigen frühere Ergebnisse, die an einem kleineren Kollektiv von 100 Patienten erhoben wurden (Quyyumi et al. 1985). Wie in der vorliegenden Untersuchung wurden auch von Quyyumi et al. bei allen Patienten mit signifikanten Hauptstammstenosen ischämietypische ST-Streckenabweichungen beobachtet. Die hohe Sensitivität bei Patienten mit

Hauptstammstenosen und 3-Gefäß-Erkrankungen kann als Erklärung dafür dienen, warum bei indizierter ACB-Operation häufiger positive Langzeit-EKG-Befunde beobachtet wurden als bei konservativem Vorgehen.

Wie während der PTCA (vgl. 2.2) war die Sensitivität des Langzeit-EKG in der Ableitung CC_5 geringer als in der Ableitung CM_5. Wegen einer höheren Spezifität von CC_5 resultierte jedoch eine vergleichbare Treffsicherheit beider Ableitungen für den KHK-Nachweis. Für Belastungstests sind ähnliche Unterschiede von Sensitivität und Spezifität in CM_5 und CC_5 beschrieben (Fröhlicher et al. 1976). Durch die Kombination beider Ableitungen wurde zwar die Treffsicherheit des Langzeit-EKG für den KHK-Nachweis nicht nennenswert gesteigert. 3-Gefäß-Erkrankungen wurden aber sensitiver erfaßt als bei der Registrierung von nur einer Ableitung. Da sich gerade bei diesen Patienten häufig die Indikation zur ACB-Operation ergibt, erscheint eine Auswertung von nur einer Ableitung für die ST-Segmentanalyse im Langzeit-EKG nicht ausreichend. Von anderen Arbeitsgruppen wurde CM_5 mit sehr unterschiedlichen Ableitungen kombiniert. Der Einfluß dieser Ableitungen auf die diagnostische Aussagekraft der Langzeit-EKG-Untersuchungen wurde jedoch selten untersucht. Tzivoni et al. (1985) zeichneten simultan mit einem Belastungs-EKG die Ableitungen CS_5 (entspricht etwa CM_5) und CS_3 auf. Bei 10 % der Patienten wurden ausschließlich in CS_3 signifikante ST-Streckenveränderungen beobachtet. Es wurde jedoch nicht differenziert, wie viele dieser Befunde falsch-positiv waren. Daher kann nicht auf eine Überlegenheit von CS_3 gegenüber CC_5 geschlossen werden, obwohl hier nur bei 5 % der Patienten ausschließlich in CC_5 ischämietypische ST-Streckenveränderungen registriert wurden. Die hohe Konkordanz der Befunde von Belastungs-EKG und Langzeit-EKG, die von Tzivoni et al. beobachtet wurde (96 %), ist auf den Vergleich der Methoden unter identischen Bedingungen zurückzuführen. Durch einen solchen Vergleich lassen sich keine Rückschlüsse auf die diagnostische Wertigkeit des Langzeit-EKG ziehen, das während eines kurzen Belastungstests nicht sinnvoll angewendet ist. Bei typischem Einsatz der beiden Methoden fand sich in den vorliegenden Untersuchungen nur bei zwei Drittel der Patienten ein konkordantes Ergebnis. Diskrepante Befunde waren bei KHK- und Nicht-KHK-Patienten vergleichbar häufig.

Eine Änderung der gewählten Definition für ischämietypische Episoden im Langzeit-EKG durch eine Variation von minimal erforderlicher ST-Streckenabweichung oder Episodendauer ergab keine höhere Treffsicherheit für den KHK-Nachweis. Für die Hauptdefinition wurde hier in Anlehnung an die relativ häufigen falsch-positiven Befunde, die von Quyyumi et al. (1983) bei Herzgesunden erhoben wurden, bei ST-Streckenhebungen eine Herzfrequenz von >60/min und bei ST-Streckensenkungen während tachykarder Phasen mit Frequenzen ≥ 115/min eine Abweichung um mindestens 0,2 mV gefordert. Diese zusätzlichen Parameter hatten jedoch keinen Einfluß auf die Sensitivität oder Spezifität der Methode. Diese Diskrepanz gegenüber der Arbeit von Quyyumi et al. (1983) dürfte nicht allein auf Unterschieden im untersuchten Kollektiv beruhen. Vielmehr ist anzunehmen, daß es sich bei den häufig von den genannten Autoren beobachteten ST-Streckenhebungen um lagebedingte

Einflüsse handelte, die mit Hilfe der hochauflösenden Trendaufzeichnungen hier richtig identifiziert und interpretiert wurden. Gegenüber der von den meisten Arbeitsgruppen benutzten Definition für ischämietypische Episoden zeigte die hier gewählte Definition mit etwas kürzerer minimaler Episodendauer keine nennenswerten Unterschiede. Die Wertung von während der Untersuchung angegebenen pektanginösen Beschwerden als Ischämieäquivalent steigerte die Treffsicherheit des Langzeit-EKG für den KHK-Nachweis nicht. Von wesentlicher diagnostischer Bedeutung war es dagegen, daß auch asymptomatische ST-Streckenabweichungen als ischämietypisch angesehen wurden, denn bei 51% der KHK-Patienten ließen sich ausschließlich solche „stummen" Episoden nachweisen.

4 Prognostische Bedeutung ischämietypischer Episoden im Langzeit-EKG bei stabiler Angina pectoris

4.1 Einleitung und spezielle Methodik

Die Prognose von KHK-Patienten wird nach bisherigen Erkenntnissen im wesentlichen von der linksventrikulären Pumpfunktion bestimmt. Neben häufigen und repetitiven ventrikulären Arrhythmien kommt in der frühen Postinfarktphase auch ischämietypischen ST-Streckenveränderungen im Belastungs-EKG prognostische Bedeutung zu (Fuller et al. 1981; Nair et al. 1983; Waters et al. 1985). Bei instabiler Angina pectoris deuten passagere, therapierefraktäre Myokardischämien unabhängig von der begleitenden Symptomatik auf ein erhöhtes Infarktrisiko hin (Johnson et al. 1982; Gottlieb et al. 1986; Nademandee et al. 1987; Gottlieb et al. 1987). Ob ischämietypische Episoden im ambulanten Langzeit-EKG bei Patienten mit stabiler Angina pectoris ohne vorangegangenen Infarkt von prognostischer Bedeutung sind, ist bisher nicht bekannt.

Deshalb sollte der Krankheitsverlauf der 271 konsekutiv untersuchten Patienten mit stabiler Angina pectoris (s. 3.1) nachverfolgt werden. Dazu wurden die Patienten zwischen Juli und September 1988 entweder im Rahmen einer ambulanten Wiedervorstellung oder telefonisch befragt. Erfaßt wurden folgende Parameter: Tod aus kardialer Ursache, Tod aus nichtkardialer Ursache, Myokardinfarkt, ACB-Operation, PTCA und erneuter stationärer Aufenthalt wegen pektanginöser Symptomatik (jeweils mit Datum). Von den 271 Patienten wurden 259 (96%) erreicht. Die mittlere Nachbeobachtungsdauer betrug 20 ± 8 Monate. Die Ergebnisse der Patientenbefragung wurden zu den Langzeit-EKG-, Belastungs-EKG- und Herzkatheterbefunden in Beziehung gesetzt.

Die kumulativen ereignisfreien Überlebenswahrscheinlichkeiten wurden nach Kaplan u. Meier (1958) berechnet und mit Hilfe des Logrank-Tests miteinander verglichen. Der Krankheitsverlauf der Patienten mit ACB-Operation oder PTCA wurde bis zum Zeitpunkt der Revaskularisation berücksichtigt. Zusätzlich wurde nach dem Cox-Modell (Cox 1966) die prognostische Bedeutung verschiedener klinischer (Alter, Geschlecht, Subgruppe der stabilen Angina), angiographischer (LCA-Stenose $\geq 50\%$, LAD-Stenose $\geq 90\%$, Gensini-Score, LV-Funktion) und elektrokardiographischer Parameter (ST-Streckensenkung im Belastungs-EKG, ischämietypische Episoden im Langzeit-EKG, maximale ST-Streckenabweichung im Langzeit-EKG $\geq 0{,}15$ mV,

Ischämiedauer/24 h $\geq$ 30 min, symptomatische Episoden) ermittelt. Die Berechnung der relativen Ereigniswahrscheinlichkeiten („relative risk ratios") erfolgte jeweils alters- und geschlechtsadjustiert.

4.2 Ergebnisse

4.2.1 Prognose bei stabiler Angina pectoris und unbekanntem Koronarstatus

Von den 259 Patienten, deren Krankheitsverlauf verfolgt werden konnte, verstarben 3 aus nichtkardialer Ursache und 5 an Komplikationen der KHK. 13 Patienten erlitten innerhalb des Beobachtungszeitraums einen Myokardinfarkt und bei 73 Patienten wurde eine Revaskularisation vorgenommen. Eine stationäre Behandlung wegen pektanginöser Beschwerden wurde bei 17 Patienten erforderlich. Die restlichen 148 Patienten gaben einen unauffälligen Verlauf an. Der relative Anteil der Patienten mit ischämietypischen ST-Streckenveränderungen im Langzeit-EKG ist in Abhängigkeit vom Krankheitsverlauf in Tabelle 4.1 zusammengefaßt.

Schwerwiegende kardiale Komplikationen (kardialer Tod, Myokardinfarkt) wurden bei Patienten mit Ischämiezeichen im Langzeit-EKG signifikant häufiger beobachtet als bei Patienten mit unauffälligem Langzeit-EKG ($p = 0{,}031$; Abb. 4.1). Wurden erforderliche Revaskularisationsmaßnahmen zusätzlich als prognostisch ungünstige Ereignisse gewertet, so war der Unterschied zwischen Patienten mit positivem und negativem Langzeit-EKG-Befund noch sehr viel ausgeprägter ($p = 0{,}0001$; Abb. 4.2).

Bei der Datenanalyse nach dem Cox-Modell ergab sich für einen positiven Langzeit-EKG-Befund eine 3,4fache Erhöhung des relativen Risikos für schwerwiegende kardiale Komplikationen ($p = 0{,}02$). Ein Alter > 55 Jahre, das Geschlecht, die Anginagruppe oder ein positives Belastungs-EKG beeinflußten den Verlauf dagegen nicht signifikant (Tabelle 4.2). Wurden erforderliche Revaskularisationsmaßnahmen zusätzlich als kardiale Ereignisse gewertet, so

Tabelle 4.1. Relative Häufigkeit positiver Langzeit-EKG-Befunde in Abhängigkeit vom klinischen Verlauf bei 259 nachbeobachteten Patienten mit stabiler Angina pectoris

Klinischer Verlauf	Zahl der Patienten (n)	Langzeit-EKG positiv [%]
Nichtkardialer Tod	3	67
Kardialer Tod	5	80
Myokardinfarkt	13	69
ACB-Operation	42	86
PTCA	31	68
Stationäre Behandlung	17	29
Unauffälliger Verlauf	148	44

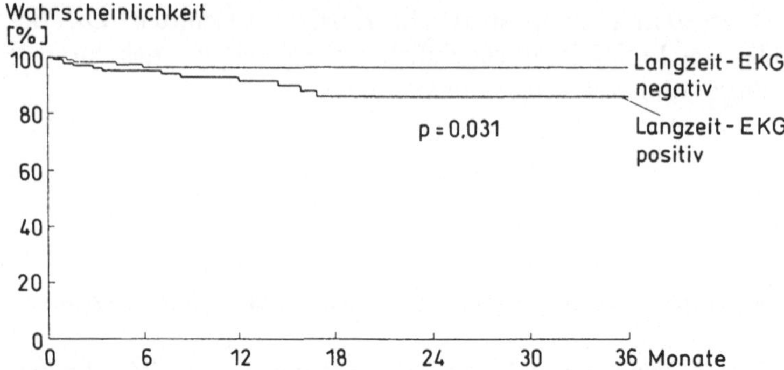

Abb. 4.1. Kumulative Wahrscheinlichkeit (Kaplan-Meier-Kurven) für einen Verlauf ohne schwerwiegende kardiale Komplikationen (kardial bedingter Tod, Myokardinfarkt) in Abhängigkeit vom Langzeit-EKG-Befund bei 259 Patienten mit stabiler Angina pectoris und unbekanntem Koronarstatus

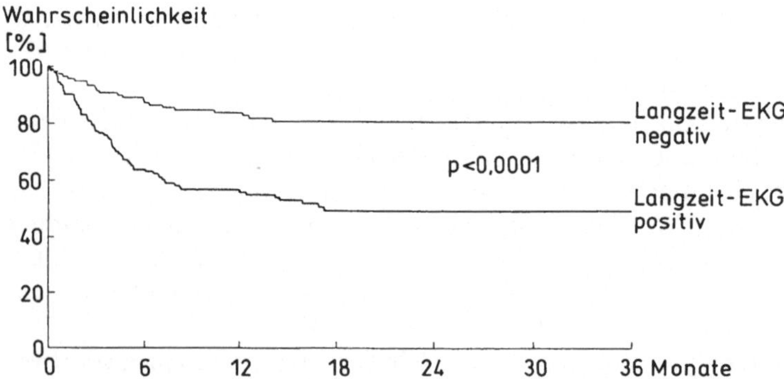

Abb. 4.2. Kaplan-Meier-Kurven für den Vergleich zwischen positivem und negativem Langzeit-EKG-Befund bei 259 Patienten mit stabiler Angina pectoris und unbekanntem Koronarstatus. Als ereignisfrei wurde der Verlauf hier nur dann gewertet, wenn weder schwerwiegende kardiale Komplikationen auftraten noch Revaskularisationsmaßnahmen erforderlich waren

kam auch einem positiven Belastungs-EKG und einem Alter >55 Jahre eine signifikante prognostische Bedeutung zu. Für Patienten mit variabler Anginaschwelle bestand im Vergleich zu den Patienten mit streng belastungsabhängiger Symptomatik trotz geringerer KHK-Prävalenz ein tendenziell höheres Risiko für schwerwiegende kardiale Komplikationen. Dieses Verhältnis kehrte sich um, wenn erforderliche Revaskularisationsmaßnahmen zusätzlich als kardiale Ereignisse gewertet wurden ($p = 0{,}006$; Tabelle 4.2).

4.2.2 Prognose bei KHK-Patienten mit stabiler Angina pectoris

Ein Patient mit unauffälligen Koronararterien erlitt innerhalb des Beobachtungszeitraums einen Myokardinfarkt. In der Kontrollangiographie konnten

Tabelle 4.2. Prognostische Bedeutung klinischer und elektrokardiographischer Parameter zum Zeitpunkt der Indikationsstellung zur Herzkatheteruntersuchung bei 259 Patienten mit stabiler Angina pectoris

	Kardialer Tod, Myokardinfarkt		Kardialer Tod, Infarkt, ACB-Operation, PTCA	
	Relatives Risiko	*p*	Relatives Risiko	*p*
Alter > 55 Jahre	1,4	0,51	1,6	0,03
Geschlecht männlich	0,5	0,15	1,3	0,34
Variable Anginaschwelle	3,1	0,21	0,5	0,006
Belastungs-EKG positiv [a]	1,1	0,89	1,7	0,02
Langzeit-EKG positiv	3,4	0,02	3,2	< 0,0001

[a] Berücksichtigt wurden 237 nachbeobachtete Patienten, von denen ein Belastungs-EKG vorlag.

Tabelle 4.3. Prognostische Bedeutung klinischer, angiographischer und elektrokardiographischer Parameter bei 129 Patienten mit stabiler Angina pectoris und dokumentierter KHK

	Kardialer Tod, Myokardinfarkt		Kardialer Tod, Infarkt, ACB-Operation, PTCA	
	Relatives Risiko	*p*	Relatives Risiko	*p*
Alter > 55 Jahre	0,9	0,89	0,9	0,53
Geschlecht männlich	0,3	0,06	0,8	0,47
Variable Anginaschwelle	4,2	0,10	1,0	0,91
Gensini-Score > 45	1,5	0,52	1,1	0,69
LV-EF vermindert	3,6	0,10	1,2	0,45
LCA-Stenose ≥ 50%	2,6	0,43	2,4	0,05
LAD-Stenose ≥ 90%	0,5	0,32	1,9	0,004
Belastungs-EKG positiv [a]	0,5	0,26	0,8	0,43
Langzeit-EKG positiv	1,1	0,85	1,5	0,12

[a] Berücksichtigt wurden 115 nachbeobachtete Patienten, von denen ein Belastungs-EKG vorlag.

erneut keine umschriebenen Koronarstenosen nachgewiesen werden, so daß von einem embolisch bedingten Infarkt ausgegangen wurde. Alle übrigen kardialen Komplikationen und Revaskularisationen betrafen ausschließlich KHK-Patienten. Die einzelnen angiographischen Parameter hatten über den KHK-Nachweis hinaus keinen signifikanten Einfluß auf das Eintreten schwerwiegender kardialer Komplikationen. Es zeichnete sich lediglich eine Tendenz für ein erhöhtes Risiko bei eingeschränkter linksventrikulärer Funktion ab (Tabelle 4.3). Bei Frauen mit nachgewiesener KHK traten schwerwiegende kardiale Komplikationen 3mal häufiger auf als bei Männern. Dieser ge-

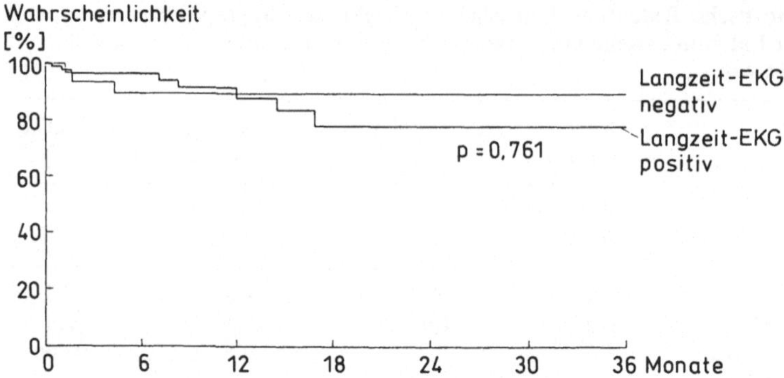

Abb. 4.3. Kaplan-Meier-Kurven für den Vergleich zwischen positivem und negativem Langzeit-EKG-Befund bei 129 nachbeobachteten Patienten mit stabiler Angina pectoris und angiographisch gesicherter KHK. Als Ereignisse wurden kardial bedingter Tod und Myokardinfarkt gewertet

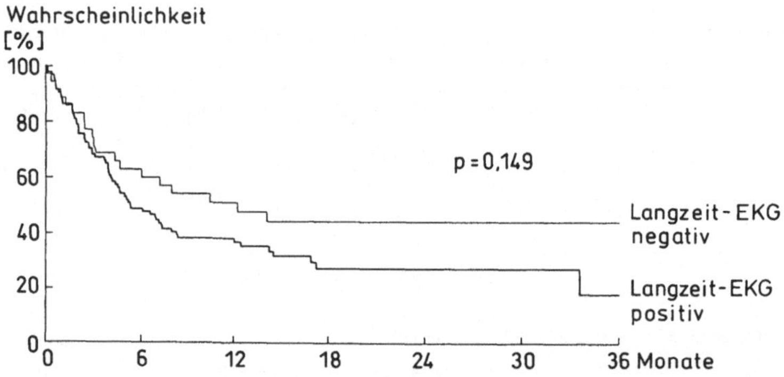

Abb. 4.4. Kaplan-Meier-Kurven für den Vergleich zwischen positivem und negativem Langzeit-EKG-Befund bei 129 nachbeobachteten Patienten mit stabiler Angina pectoris und angiographisch gesicherter KHK. Wie in Abb. 4.2 wurde der Verlauf hier nur dann als ereignisfrei gewertet, wenn weder schwerwiegende kardiale Komplikationen auftraten noch Revaskularisationsmaßnahmen erforderlich wurden

schlechtsbezogene Unterschied lag trotz der seltenen Ereignisse nur knapp oberhalb des Signifikanzniveaus ($p=0,06$).

Die Tendenz zu einem erhöhten kardialen Risiko bei variabler Anginaschwelle war für KHK-Patienten noch deutlicher als für Patienten mit unbekanntem Koronarstatus ($p=0,01$). Einem Ischämienachweis im Belastungs-EKG kam bei gesicherter KHK auch dann keine prognostische Bedeutung mehr zu, wenn Revaskularisationen als kardiale Ereignisse gewertet wurden.

KHK-Patienten mit und ohne ischämietypische Episoden im Langzeit-EKG hatten ebenfalls ein vergleichbares Risiko für kardiale Komplikationen (Abb. 4.3). Wenn ACB-Operationen oder Koronardilatationen zusätzlich als Ereignisse eingestuft wurden, ergab sich bei negativem Langzeit-EKG-Befund lediglich eine schwache Tendenz zu einer höheren kumulativen Wahrschein-

Tabelle 4.4 Prognostische Bedeutung klinischer und Langzeit-EKG-spezifischer Parameter bei 94 KHK-Patienten mit stabiler Angina pectoris und positivem Langzeit-EKG-Befund

	Kardialer Tod, Myokardinfarkt		Kardialer Tod, Infarkt, ACB-Operation, PTCA	
	Relatives Risiko	*p*	Relatives Risiko	*p*
Alter > 55 Jahre	0,4	0,32	0,7	0,25
Geschlecht männlich	0,1	0,01	0,8	0,62
Variable Anginaschwelle	2,4	0,39	1,1	0,82
ST-Abweichung ≥ 0,15 mV	2,4	0,37	1,5	0,21
Ischämie ≥ 30 min	3,5	0,18	1,0	0,90
≥ 1 symptomatische Episode	0,8	0,80	0,8	0,34

lichkeit für ein ereignisfreies Überleben als bei positivem Langzeit-EKG-Befund (Abb. 4.4).

Bei den 94 nachbeobachteten KHK-Patienten mit positivem Langzeit-EKG-Befund ergab sich für keinen der untersuchten Langzeit-EKG-spezifischen Parameter eine signifikante prognostische Bedeutung (Tabelle 4.4). Für eine Ischämiedauer ≥30 min in der 24-h-Aufzeichnung und eine maximale ST-Streckenabweichung ≥0,15 mV zeichnete sich lediglich eine schwache Tendenz ab. Das Risiko für schwerwiegende kardiale Komplikationen war in diesem Kollektiv bei Frauen 10mal höher als bei Männern ($p=0{,}01$).

4.3 Diskussion

Nach den vorgestellten Untersuchungsergebnissen sind ischämietypische ST-Streckenabweichungen bei Patienten mit stabiler Angina pectoris ohne Infarktanamnese als Hinweis auf ein erhöhtes Risiko für schwerwiegende kardiale Komplikationen zu werten. Grundlage war die Treffsicherheit der Methode für den KHK-Nachweis, nicht eine davon unabhängige prognostische Aussage. Denn bei Patienten mit invasiv gesicherter KHK ließ sich ein Zusammenhang zwischen einem positiven Langzeit-EKG-Befund und dem Auftreten von kardialen Komplikationen nicht mehr feststellen. Entscheidende prognostische Einflußgröße war der angiographische Nachweis einer signifikanten Koronarstenose. Das Auftreten ischämietypischer Episoden im Langzeit-EKG kann aber bei unbekanntem Koronarstatus als Entscheidungshilfe für eine invasive Abklärung gewertet werden. Diesem Befund kommt dadurch besondere Bedeutung zu, daß ein erhöhtes Risiko für kardiale Komplikationen weder durch einen der untersuchten klinischen Parameter noch durch das Ergebnis des Belastungs-EKG angezeigt wurde.

Die prognostische Bedeutung ischämietypischer ST-Streckenveränderungen im Langzeit-EKG wurde bisher überwiegend bei stationären Patienten mit instabiler Angina pectoris untersucht (Johnson et al. 1982; Gottlieb et al. 1986; Nademandee et al. 1987; Gottlieb et al. 1987). Dabei gingen therapierefraktäre Ischämien mit einem erhöhten Risiko für kardiale Komplikationen einher. Die hier vorgestellten Befunde beziehen sich dagegen auf Untersuchungen an ambulanten Patienten, bei denen die antianginöse Therapie auf kurzwirksame Nitrate nach Bedarf beschränkt war. Es kann daher nicht ausgeschlossen werden, daß therapierefraktäre Ischämien die Prognose auch bei Patienten mit stabiler Angina pectoris beeinträchtigen. Einen entsprechenden Hinweis geben Ergebnisse von v. Arnim et al. (1988): Die Autoren beschrieben bei stationären Patienten mit stabiler Angina, die zum großen Teil unter Medikation mit β-Blockern standen, einen vom KHK-Ausmaß unabhängigen prognostischen Einfluß ischämietypischer Episoden im Langzeit-EKG. Unter solchen Untersuchungsbedingungen wurden ischämietypische Episoden bei weniger als 20 % der Patienten beobachtet.

Kürzlich wurde über 86 Patienten berichtet, bei denen eine KHK angiographisch gesichert (67 Patienten) oder aufgrund von Anamnese und Belastungs-EKG sehr wahrscheinlich war (19 Patienten; Rocco et al. 1988). Innerhalb des Beobachtungszeitraums von im Mittel 12,5 Monaten wurden 2 kardial bedingte Todesfälle und 4 Myokardinfarkte beobachtet. 11 Patienten entwickelten eine instabile Angina. Da 16 dieser 17 Patienten einen positiven Langzeit-EKG-Befund geboten hatten, ergab sich für die Autoren eine signifikante prognostische Bedeutung für einen Ischämienachweis im Langzeit-EKG bei KHK-Patienten. Der Vergleich mit den hier vorgestellten Befunden ergab folgende Differenzen, die die unterschiedlichen Ergebnisse zum Teil erklären könnten: Von Rocco et al. (1988) wurde auch das Auftreten einer instabilen Angina als kardiales Ereignis gewertet, wodurch der Unterschied zwischen Patienten mit und ohne Ischämienachweis im Langzeit-EKG trotz der wenigen Komplikationen gerade signifikant wurde ($p=0{,}05$). Während die Sensitivität des Langzeit-EKG bei 3-Gefäß-Erkrankungen in beiden Untersuchungen sehr gut übereinstimmte (83 % vs. 87 %), fanden Rocco et al. bei 1- und 2-Gefäß-Erkrankungen trotz doppelter Aufzeichnungsdauer seltener Ischämien im Langzeit-EKG als wir (45 % vs. 66 %). Das könnte darauf zurückzuführen sein, daß 50 % der von der Bostoner Arbeitsgruppe untersuchten Patienten einen Myokardinfarkt in der Vorgeschichte hatten und dadurch bei 1- und 2-Gefäßerkrankungen wenig ischämiegefährdetes Myokard verblieb. Darauf deutet auch das therapeutische Vorgehen hin: Nur 13 % der Patienten wurden einer ACB-Operation oder einer PTCA zugeführt, während der entsprechende Anteil bei den hier vorgestellten Patienten mit KHK 54 % betrug. Die prognostische Bedeutung eines Ischämienachweises im Langzeit-EKG dürfte demnach um so größer sein, je geringer der Anteil von Patienten mit ausgedehnten Ischämien in dem untersuchten Kollektiv ist. Eine vom angiographischen Befund und der LV-Funktion unabhängige Bedeutung des Langzeit-EKG läßt sich daraus jedoch nicht ableiten.

Die in mehreren Untersuchungen nachgewiesene prognostische Bedeutung des Belastungs-EKG bei unbekanntem Koronarstatus (Robb u. Marks 1967; Ellestad u. Wan 1975; McNeer et al. 1978) konnte hier nicht nachvollzogen werden. Dafür dürfte die geringe Treffsicherheit der Ergometrie für den KHK-Nachweis in dem hier vorgestellten Kollektiv mit einem hohen Anteil an Patienten mit variabler Anginaschwelle ausschlaggebend sein. Im Vergleich zu den genannten Untersuchungen anderer Arbeitsgruppen waren zudem die Patientenzahl und die Nachbeobachtungsdauer geringer. In ähnlich großen Kollektiven wie hier wurde bisher nur dann eine prognostische Bedeutung des Belastungs-EKG beobachtet, wenn zusätzlich zu ST-Streckenabweichungen Parameter der linksventrikulären Funktion (Blutdruckabfall während Belastung, niedrige maximale Belastungsstufe, niedrige maximale Herzfrequenz) berücksichtigt wurden (Dagenais et al. 1982; Chaitman et al. 1984; Weiner et al. 1984). Ein vom Koronarstatus und der LV-Funktion unabhängiger prognostischer Einfluß von ST-Streckenabweichungen im Belastungs-EKG konnte bei Patienten ohne vorangegangenen Infarkt bisher nicht nachgewiesen werden.

Das Risiko, an einer kardialen Komplikation zu versterben oder einen nichtletalen Myokardinfarkt zu erleiden, war für Frauen mit stabiler Angina doppelt so hoch wie für Männer. Es erhöhte sich bei nachgewiesener KHK auf das 3fache und bei zusätzlichem Auftreten von Ischämien im Langzeit-EKG auf das 10fache. Dagegen unterschied sich der Anteil der Frauen, bei denen eine Revaskularisation durchgeführt wurde, nicht von dem der Männer. Diese Befunde könnten darauf hinweisen, daß die Koronarsklerose bei Frauen häufiger oder rascher zur Progression neigt als bei Männern. Ein ähnlicher geschlechtsspezifischer Unterschied ist der Arbeit von Rocco et al. (1988) zu entnehmen: Das relative Risiko für ein kardiales Ereignis war bei Frauen 2,7mal höher als bei Männern. Die Differenz war allerdings nichtsignifikant ($p = 0{,}08$) und wurde nicht kommentiert.

Ein tendenzieller Unterschied in bezug auf das kardiale Risiko ergab sich auch für die hier getrennt betrachteten Untergruppen der stablen Angina: Bei Patienten mit variabler Anginaschwelle war zwar die KHK-Prävalenz deutlich niedriger als bei Patienten mit streng belastungsabhängiger Angina. Dies drückte sich auch in der signifikant niedrigeren Revaskularisationsrate aus. Das Risiko, eine schwerwiegende kardiale Komplikation zu erleiden, war jedoch bei variabler Anginaschwelle 3mal so hoch wie bei streng belastungsabhängiger Symptomatik. Bei gesicherter KHK war das Risiko sogar auf das 4fache erhöht – allerdings ohne daß der Unterschied zwischen den Gruppen das Signifikanzniveau erreichte ($p = 0{,}10$). Diese trotz der selten beobachteten Komplikationen deutliche Tendenz unterstreicht die klinische Bedeutung der ST-Segmentanalyse im Langzeit-EKG, die dem Belastungs-EKG gerade in bezug auf den KHK-Nachweis bei variabler Anginaschwelle überlegen war (vgl. Kap. 3).

5 Passagere Myokardischämien und Angina pectoris

5.1 Einleitung und spezielle Methodik

Erste Berichte über asymptomatisch verlaufende Episoden mit ischämietypischen ST-Streckensenkungen im Langzeit-EKG gehen auf das Jahr 1974 zurück (Stern et al. 1974). Die klinische Relevanz dieser Beobachtung blieb zunächst offen. Erst als durch EKG-unabhängige Methoden gezeigt werden konnte, daß solche „stummen" Episoden bei Patienten mit nachgewiesener KHK durch Myokardischämien bedingt sind (Chierchia et al. 1983; Deanfield et al. 1984; Levy et al. 1986), wuchs das Interesse an dem zugrundeliegenden pathophysiologischen Mechanismus. Nach Untersuchungen von Droste u. Roskamm (1983) könnten unterschiedliche Schmerzschwellen zu interindividuellen Unterschieden der Schmerzperzeption beitragen. Ob sich zusätzlich die Ausdehnung oder Intensität der Myokardischämie auf das Auftreten pectanginöser Beschwerden auswirken, wird kontrovers diskutiert (Cocco et al. 1982; Cecchi et al. 1983; Chierchia et al. 1983; Deanfield et al. 1983; Droste u. Roskamm 1983; Stern et al. 1986; Hoberg et al. 1987). Bei Patienten mit sowohl symptomatischen als auch stummen Ischämien läßt sich der Einfluß der Ischämieausdehnung auf die Schmerzwahrnehmung untersuchen. Als Langzeit-EKG-Parameter für das Ausmaß einer Myokardischämie können die Amplitude der maximalen ST-Streckenabweichung während einer Episode und das simultane Auftreten signifikanter ST-Streckenabweichungen in beiden registrierten Ableitungen gewertet werden. Daher sollten die Aufzeichnungen von KHK-Patienten mit stabiler Angina pectoris und sowohl symptomatischen als auch asymptomatischen Ischämieepisoden auf diese Parameter hin analysiert werden. Als Kollektiv sollten die Patienten mit stabiler Angina pectoris dienen, die zur Beurteilung der diagnostischen Bedeutung des Langzeit-EKG untersucht wurden (s. Kap. 3).

Für den Vergleich der Ischämiedauer und der maximalen ST-Streckenabweichung bei symptomatischen und stummen Episoden wurden zunächst die Mittelwerte pro Patient gebildet. Diese Mittelwerte wurden mit Hilfe des Wilcoxon-Tests für gepaarte Stichproben (s. 1.4) miteinander verglichen. Für die übrigen Vergleiche wurde der exakte Vierfeldertest nach Fisher angewandt (s. 1.4).

5.2 Ergebnisse

Bei den 128 angiographierten Patienten mit stabiler Angina pectoris und positivem Langzeit-EKG-Befund wurden zusammen 683 ischämietypische Episoden beobachtet. Der relative Anteil stummer Myokardischämien betrug bei angiographisch gesicherter KHK 77 % (412 von 534 Episoden). Die Verteilung von symptomatischen und stummen Ischämien war bei den KHK-Patienten mit streng belastungsabhängiger Angina und mit variabler Anginaschwelle vergleichbar (75 % vs. 83 % stumme Ischämien, n. s.). Auch bei Patienten ohne KHK wurde eine ähnliche Relation zwischen stummen und symptomatischen Episoden gefunden (83 % stumme Episoden). Von den 98 KHK-Patienten boten 9 (9 %) ausschließlich symptomatische und 50 (51 %) ausschließlich asymptomatische Ischämien im Langzeit-EKG. Bei den verbleibenden 39 Patienten wurden 110 symptomatische und 179 stumme Episoden (62 %) mit signifikanten ST-Streckenabweichungen registriert. Die Charakteristika symptomatischer und asymptomatischer Episoden bei diesen 39 Patienten sind in Tabelle 5.1 zusammengefaßt.

Dauer und maximale ST-Streckenabweichungen waren bei symptomatischen Episoden im Mittel länger ($p<0{,}001$) bzw. ausgeprägter ($p<0{,}001$) als bei stummen Episoden. Entsprechend gingen symptomatische Episoden häufiger mit ST-Streckenabweichungen $\geq 0{,}15$ mV (65 %) oder $\geq 0{,}2$ mV (50 %) einher als asymptomatische Episoden (37 % bzw. 20 %, p jeweils $<0{,}001$). Simultane Abweichungen in den Ableitungen CM_5 und CC_5 wurden ebenfalls häufiger bei begleitender Symptomatik beobachtet (45 % vs. 17 %, $p<0{,}001$; Abb. 5.1). Obwohl 62 % aller Episoden asymptomatisch verliefen, wurden die Episoden mit den maximalen ST-Streckenabweichungen bei 65 % der Patienten von Symptomen begleitet. Der relative Anteil symptomatischer Episoden war bei 3-Gefäß-Erkrankungen mit 29 % höher als bei 1- und 2-Gefäß-Erkrankungen (18 %, $p<0{,}01$).

Hinsichtlich ihrer Zirkadianverteilung unterschieden sich symptomatische und asymptomatische Episoden bei den 98 KHK-Patienten nicht signifikant

Tabelle 5.1. Langzeit-EKG-Charakteristika symptomatischer und asymptomatischer Ischämien bei 39 KHK-Patienten mit stabiler Angina pectoris und mindestens je einer symptomatischen und asymptomatischen Episode während 24 h

	Symptomatische Episoden ($n=110$)	Asymptomatische Episoden ($n=179$)	p
Mittlere Dauer [min]	13,5 ±6,8	3,4 ±2,8	<0,001
Mittlere maximale ST-Abweichung [mV]	0,26±0,14	0,20±0,99	<0,001
Maximale ST-Abweichung ≥0,15 mV [%]	65	37	<0,001
Maximale ST-Abweichung ≥0,2 mV [%]	50	20	<0,001
Simultane ST-Abweichung ≥ 0,1 mV in CM_5 und CC_5 [%]	45	17	<0,001

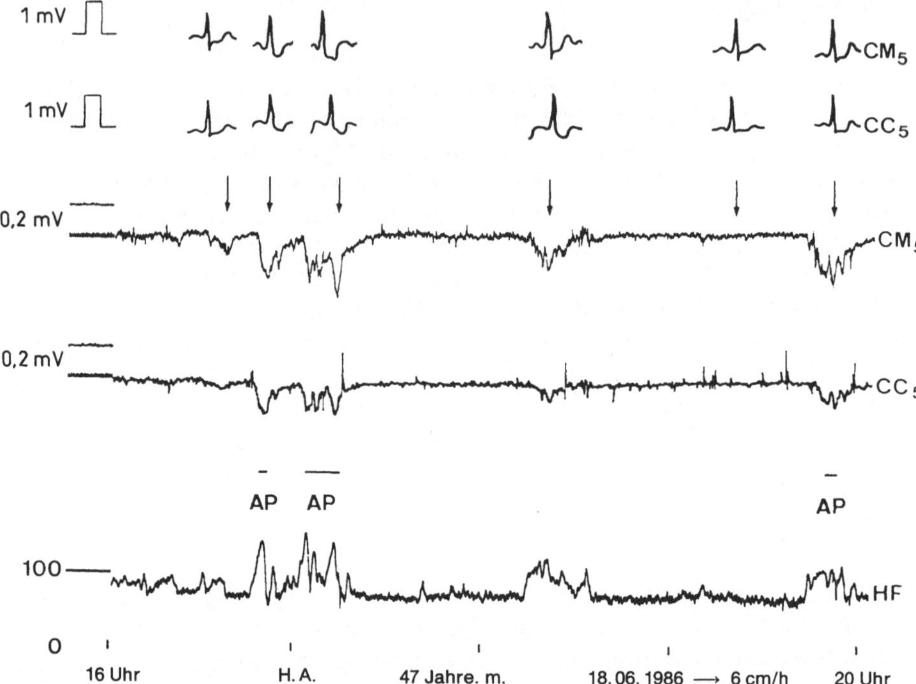

Abb. 5.1. Symptomatische und asymptomatische Myokardischämien bei einem Patienten mit streng belastungsabhängiger Angina pectoris bei ausgedehnter koronarer 3-Gefäß-Erkrankung. Während der 3 symptomatischen Episoden (AP) ließen sich in beiden Ableitungen ausgeprägtere ST-Streckenabweichungen nachweisen als während der beiden stummen Ischämien. Nur die symptomatischen Episoden führten zu signifikanten ST-Streckensenkungen in CM_5 und CC_5

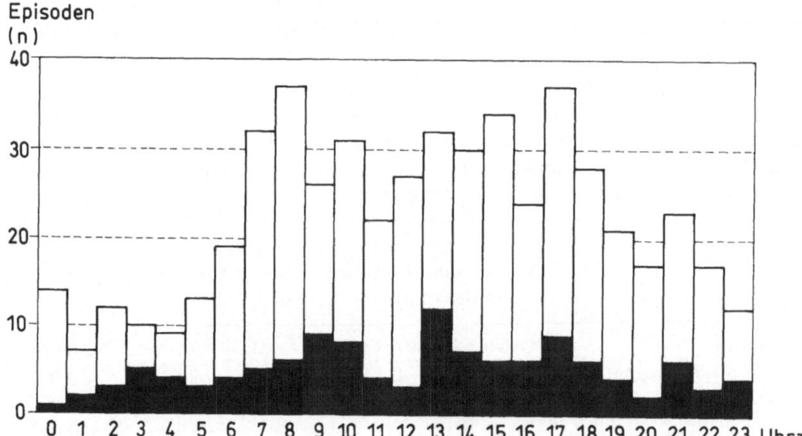

Abb. 5.2. Zirkadianverteilung stummer (□) und symptomatischer (■) Myokardischämien bei 98 Patienten mit stabiler Angina und angiographisch gesicherter KHK

voneinander. Die häufigsten Ischämien wurden während der Tagesaktivitäten beobachtet – mit einem Maximum am frühen Morgen (Abb. 5.2).

5.3 Diskussion

Bei Patienten mit sowohl stummen als auch symptomatischen Myokardischämien dürfte die Schmerzwahrnehmung wesentlich von der Ausdehnung bzw. der Intensität der Ischämie bestimmt sein. Symptomatische Episoden gingen mit ausgeprägteren ST-Streckenabweichungen einher und waren von längerer Dauer als stumme Episoden. Während symptomatischer Episoden wurden häufiger simultane ST-Streckenabweichungen in beiden registrierten Ableitungen beobachtet als während stummer Episoden. Der relative Anteil symptomatischer Ischämien war bei Patienten mit koronarer 3-Gefäß-Erkrankung höher als bei Patienten mit 1- und 2-Gefäß-Erkrankung. Schließlich war die Episode mit der maximalen ST-Streckenabweichung bei 65% der Patienten von Angina pectoris begleitet, obwohl der relative Anteil symptomatischer Episoden nur 38% betrug.

Warum Myokardischämien asymptomatisch verlaufen können, wird derzeit kontrovers diskutiert. Die Annahme, bei Patienten mit stummen Ischämien seien Schmerzrezeptoren oder kardiale Schmerzleitungsbahnen durch abgelaufene Infarkte oder im Rahmen peripherer Neuropathien zerstört, konnte bisher nicht belegt werden. Von größerer Bedeutung dürfte nach jüngeren Untersuchungen (Droste u. Roskamm 1983; Glazier et al. 1986) eine individuell unterschiedliche Schmerzschwelle sein. Die Befunde können erklären, daß manche Patienten trotz ausgedehnter Myokardischämien asymptomatisch bleiben. Die Frage, warum eine Ischämie bei demselben Patienten einmal Schmerz verursacht, zu einem anderen Zeitpunkt jedoch asymptomatisch bleibt, ist damit jedoch nicht beantwortet. Endorphine und Adenosin werden als biochemische Mediatoren der Schmerzentwicklung diskutiert. Die in jüngster Zeit durchgeführten Untersuchungen zum Einfluß dieser Substanzen auf die Entstehung der Angina pectoris ergaben sehr widersprüchliche Ergebnisse, wobei wiederum zwischen symptomatischen und asmyptomatischen Gruppen von KHK-Patienten unterschieden wurde (Shyu et al. 1982; Weidinger et al. 1986; Heller et al. 1987; Sheps et al. 1987; Sylvén et al. 1987). Ob wechselnde Konzentrationen von Endorphinen oder Adenosin intraindividuelle Unterschiede in der Wahrnehmung pektanginöser Schmerzen erklären können, muß derzeit offen bleiben.

Eine längere Dauer (Cocco et al. 1982; Cecchi et al. 1983) und eine stärkere ST-Streckenabweichung (Cecchi et al. 1983) während symptomatischer als während stummer ischämietypischer Episoden im Langzeit-EKG wurde bereits von anderen Autoren beobachtet und als Hinweis auf einen Einfluß der Ausdehnung bzw. Intensität der Ischämie auf die Schmerzentwicklung interpretiert. Bei Patienten mit instabiler Angina pectoris konnte außerdem gezeigt werden, daß symptomatische Ischämien zu einer stärkeren Beeinträchtigung hämodynamischer Parameter führen als stumme Ischämien (Chierchia et al. 1983). Bezweifelt wurde der Einfluß der Ischämieausdehnung auf das Auftreten von Angina pectoris von Stern et al. (1986), die in ambulanten Langzeit-EKG-Untersuchungen von Patienten mit stabiler Angina keine Unterschiede zwischen symptomatischen und stummen Episoden mit signifikanten ST-Streckenabweichungen in bezug auf Dauer und maximale ST-Streckenabweichung finden konnten. Allerdings wurden dabei die Mittelwerte gepoolter Daten miteinander verglichen, obwohl manche Patienten nur stumme, andere ausschließlich symptomatische Episoden boten. Die dem statistischen Vergleich zugrundeliegende Annahme einer Normalverteilung erscheint daher nicht unproblematisch. Die These vom Einfluß der Ischämieausdehnung auf die Symptomatik wird dadurch gestützt, daß die erkennbaren Folgen der Myokardischämie in einer festen zeitlichen Reihenfolge auftreten: Zunächst kommt es zu mechanischen und hämodynamischen Störungen, es folgen EKG-Veränderungen und erst danach werden Angina-pectoris-Beschwerden angegeben (Parker et al. 1969; Douglas u. Hurst 1979). Wird die Koronarokklusion unterbrochen, bevor Angina pectoris auftritt, so bilden sich die beschriebenen Veränderungen in umgekehrter zeitlicher Reihenfolge zurück, ohne daß Beschwerden auftreten. Daher kann davon ausgegangen werden, daß während stummer Myokardischämien ein geringerer Ischämiegrad erreicht wird als während symptomatischer Ischämien. Dies gilt allerdings nur für intraindividuelle Vergleiche. Warum einige KHK-Patienten trotz ausgedehnter Ischämien nie Angina pectoris empfinden, bleibt derzeit offen.

6 Passagere Myokardischämien und ventrikuläre Arrhythmien

6.1 Befunde bei Patienten mit stabiler und instabiler Angina pectoris

6.1.1 Einleitung und spezielle Methodik

Experimentelle Befunde belegen, daß durch passagere Myokardischämien bedrohliche ventrikuläre Arhythmien (VA) induziert werden können (Janse 1987; Pogwizd u. Corr 1987). Auch bei einzelnen Patienten konnte ein Zusammenhang zwischen ischämietypischen ST-Streckenveränderungen und dem Auftreten maligner VA nachgewiesen werden (Bleifer et al. 1974; Gradman et al. 1977; Savage et al. 1983; v. Arnim et al. 1985; Hohnloser et al. 1988). Die Häufigkeit und damit die klinische Relevanz eines solchen Zusammenhangs ist bisher nicht an definierten Patientenkollektiven untersucht worden. Daher wurden die Langzeit-EKG-Aufzeichnungen der 271 ambulanten Patienten mit stabiler Angina pectoris (genaue Definition des Kollektivs s. unter 3.1) und zusätzlich die Aufzeichnungen von 26 stationären Patienten mit instabiler Angina pectoris einer Rhythmusanalyse unterzogen.

Bei den Patienten mit instabiler Angina pectoris wurde unmittelbar nach stationärer Aufnahme mit der Registrierung eines FM-Langzeit-EKG begonnen. Während der Aufzeichnung erfolgte eine intensive antianginöse Therapie mit Bettruhe, β-Blockern (außer bei 2 Patienten mit Kontraindikationen) und Nitraten. Zusätzlich wurde bei 10 Patienten ein Kalziumantagonist (Nifedipin) verabreicht. Bei einem Patienten wurden während der 24stündigen Aufzeichnung wegen therapierefraktärer Beschwerden eine Notfall-PTCA durchgeführt. Eine Herzkatheteruntersuchung erfolgte bei 25 der 26 Patienten innerhalb von maximal 2 Wochen nach der Langzeit-EKG-Registrierung. Bei einem 73jährigen Patienten wurde nach gutem Ansprechen der Therapie auf die invasive Diagnostik verzichtet. Bei 14 von 22 Patienten mit angiographisch gesicherter KHK (64%) wurde im Langzeit-EKG mindestens eine therapierefraktäre ischämietypische Episode registriert. Die Aufzeichnungen dieser 14 Patienten wurden für die Fragestellung berücksichtigt.

Für die zusätzliche Rhythmusanalyse wurde das Langzeit-EKG Auswertesystem so eingestellt, daß alle ventrikulären Arrhythmien (VA) als Ereignisse herausgestellt wurden. Beispiele wurden ausgedruckt. Die quantitative Erfassung der VA wurde visuell während der Auswertung beider Kanäle, also während zweimaligen Abspielens der Kassetten, kontrolliert. Von allen Aufzeichnungen mit mindestens einer ischämietypischen Episode und ≥50 ventrikulären Extrasystolen (VES)/24 h oder ≥30 VES/1 h wurde das gesamte EKG mit einem Papiervorschub von 32 cm/h ausgedruckt. Dazu wurde die Abspieleinheit für die FM-Registrierungen mit dem Pathfinder-3-Analysesystem (Fa. Reynolds Medical) verbunden. So wurde die genaue zeitliche und quantitative Zuordnung von Arrhythmien zu ischämietypischen Episoden möglich. Ein Zusammenhang zwischen VA und Myokardischämien wurde dann angenommen, wenn ≥30 s nach Beginn ischämietypischer ST-Streckenabweichungen eine abrupte Zunahme ventrikulärer Ektopien mit gehäuften (>5 singuläre VES/min ohne Bigemini) oder repetitiven VA (≥2 VES in Folge, RR-Abstand ≤600 ms) auftrat. Als abrupte Zunahme wurde ein Anstieg der Ereignisse auf ≥2 Standardabweichungen gegenüber den 5-min-Intervallen der vorangehenden 2 h gewertet. Fanden sich VA, die mit ischämietypischen Episoden assoziiert waren, so wurden alle singulären VES, Bigemini, Couplets, Salven und ventrikuläre Tachykardien des 24-h-Ausdrucks einzeln ausgezählt und dokumentiert.

6.1.2 Ergebnisse

Bei 16 der 271 Patienten (6 %) mit stabiler Angina pectoris traten während der Langzeit-EKG-Aufzeichnung ≥50 VES/24 h oder ≥30 VES/1 h auf. Obwohl 12 der 16 Patienten auch signifikante ST-Streckenabweichungen boten, ließ sich in keinem Fall ein Zusammenhang zwischen ischämietypischen Episoden und einer Zunahme der Arrhythmiehäufigkeit nachweisen. Auch innerhalb von 5 min nach Rückkehr der ST-Strecke zur Isoelektrischen konnte bei keinem Patienten eine Zunahme der Arrhythmiehäufigkeit festgestellt werden.

Bei 1 der 26 Patienten mit instabiler Angina pectoris bestand eine enge Beziehung zwischen ausgeprägten ST-Streckenveränderungen und malignen VA. Dieser Patient gab trotz intensiver antianginöser Therapie zunehmende pektanginöse Beschwerden an, die im Langzeit-EKG mit ST-Streckensenkungen bis zu 0,6 mV einhergingen (Abb. 6.1). Während dieser ischämietypischen ST-Streckensenkungen wurde zunächst eine deutliche Zunahme der Ektopieneigung mit häufigen ventrikulären Salven beobachtet. Es wurde eine 21 s dauernde Episode von nichtanhaltendem Kammerflattern registriert (Kammerfrequenz um 240/min). Im Rahmen der notfallmäßigen Herzkatheteruntersuchung trat bei der Intubation des linken Hauptstamms erneut Kammerflattern auf, das durch Defibrillation in Sinusrhythmus konvertiert wurde. Angiographisch fand sich eine koronare 1-Gefäß-Erkrankung mit hochgradiger proximaler LAD-Stenose. Während der umgehend durchgeführten PTCA kam es kurzfristig zu einem vollständigen Koronarverschluß durch eine Dissektion. In dieser Phase ließ sich im Langzeit-EKG eine ST-Streckenhebung um bis zu 1,0 mV mit intermittierendem elektrischem Alternans nachweisen. Nach Wiedereröffnung und erfolgreicher Dilatation des Gefäßes kehrte die ST-Strecke rasch zur Isoelektrischen zurück. Es waren noch vereinzelt singuläre VES nachzuweisen.

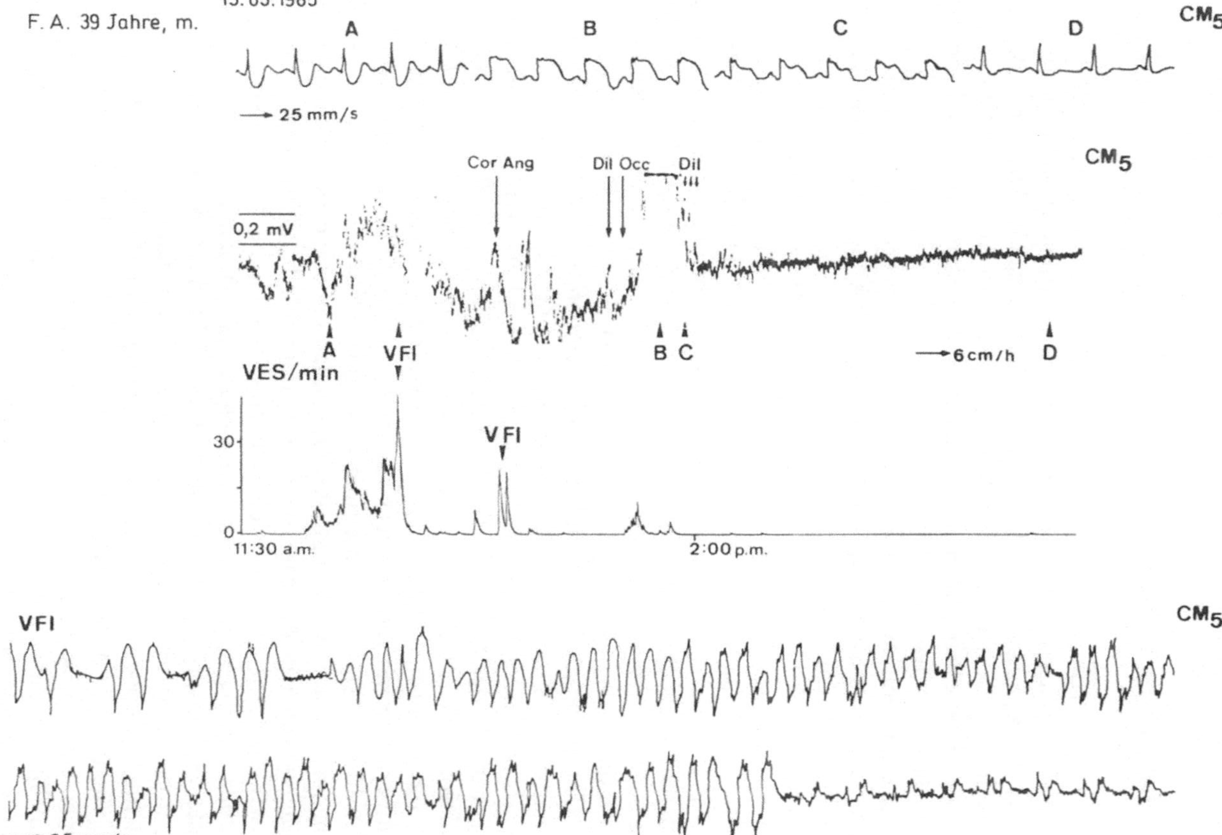

Abb. 6.1. Trenddarstellung der relativen ST-Streckenabweichung in Ableitung CM_5 (*oben*) und VES-Rate (*unten*) bei einem Patienten mit instabiler Angina pectoris bei hochgradiger LAD-Stenose. Während ischämietypischer ST-Streckensenkungen traten zunächst gehäufte VES und kurze ventrikuläre Salven, im weiteren Verlauf nichtanhaltendes Kammerflattern (*VFl*) auf. Weitere Einzelheiten s. Text. *Cor Ang* Koronarangiographie, *Dil* Balloninflation, *Occ* Okklusion

6.2 Befunde bei Teilnehmern am Koronarsport

6.2.1 Einleitung und spezielle Methodik

Rehabilitationsmaßnahmen bei Patienten mit KHK stützen sich im wesentlichen auf eine Gewichtsreduktion bei übergewichtigen Patienten, auf eine Behandlung der vorliegenden Risikofaktoren mit entsprechender Diätberatung und auf regelmäßige körperliche Betätigung. Ein großer Teil der Patienten nimmt 1- bis 2mal wöchentlich an ärztlich überwachten Trainingsstunden von Koronarsportgruppen teil. Unter einem solchen Regime konnten eine Erhöhung des Herschlagvolumens (Hagberg et al. 1983), eine verbesserte Kontraktilität des Myokards (Ehsani et al. 1986) und eine Reduktion belastungsinduzierter Ischämie (Ehsani et al. 1981; Schuler et al. 1988) nachgewiesen werden. Andererseits ist die Häufigkeit, mit der ein plötzlicher Herzstillstand auftritt, während der Trainingsstunden auf das 6- bis 10fache gegenüber den normalen körperlichen Tätigkeiten erhöht (Cobb u. Weaver 1986). Den Rhythmusstörungen vorangehende Symptome werden selten angegeben (Cobb u. Weaver 1986). Ein mögliches Bindeglied zwischen der erhöhten Inzidenz lebensbedrohlicher Arrhythmien einerseits und fehlenden Warnsymptomen andererseits könnte das Auftreten stummer Myokardischämien sein. Durch Langzeit-EKG-Untersuchungen sollte daher geprüft werden, ob bei Teilnehmern am Koronarsport während der Trainingsstunden mit stummen Myokardischämien assoziierte VA häufiger auftreten als während anderer Tätigkeiten.

Derzeit wird an der Medizinischen Universitätsklinik Heidelberg, Abteilung Kardiologie, eine randomisierte Studie zur Beeinflussung der Progression der KHK durch regelmäßiges, intensives körperliches Training und eingehende Diätberatung mit regelmäßiger Kontrolle von Serumlipiden und Körpergewicht durchgeführt (Projektleitung Priv.-Doz. Dr. G. Schuler). Potentielle Teilnehmer an der Studie sind alle männlichen Patienten, bei denen eine Koronarangiographie in der genannten Abteilung durchgeführt wird. Folgende Einschlußkriterien müssen erfüllt sein: angiographischer Nachweis einer KHK, stabile Angina pectoris und Bereitschaft zur Teilnahme an dem gesamten Interventionsprogramm für mindestens 12 Monate. Ausschlußkriterien sind: aortokoronare Bypassoperation oder Koronarangioplastie in der Vorgeschichte, Hauptstammstenose, deutlich eingeschränkte linksventrikuläre Pumpfunktion (Auswurffraktion <35%), manifeste Herzinsuffizienz, Herzklappenfehler, unkontrollierte arterielle Hypertonie, insulinpflichtiger Diabetes mellitus, primäre Hypercholesterinämie (LDL-Fraktion ≥210 mg%) und beeinträchtigende extrakardiale Begleiterkrankungen.

Bei vorliegendem Einverständnis mit der Teilnahme an der Studie werden die Patienten randomisiert einer Interventionsgruppe oder einer Kontrollgruppe zugewiesen. Die Kontrollgruppe wird konventionell beraten und behandelt. Das Interventionsprogramm basiert auf einer fettarmen Diät, auf einem täglichen, individuell angepaßten Fahrradergometertraining (75% der maximal erreichten Herzfrequenz im symptomenlimierten Belastungstest) und auf der regelmäßigen Teilnahme an 2 ärztlich überwachten Trainingsstunden pro Woche. Die Trainingsstundeneinheiten bestehen aus Laufen, leichter Gymnastik und Ballspielen. Die medikamentöse Behandlung wird auf die Bedürfnisse der einzelnen Patienten abgestimmt. Eine Änderung während der Studienphase wird nach Möglichkeit vermieden.

Zusätzlich zu den kardiologischen Untersuchungen, die Bestandteil des Projektes sind (^{201}Tl-Szintigraphie, Radionuklidventrikulographie, Kontrollangiographie), wurden bei 40 konsekutiven Teilnehmern im Alter zwischen 43 und 64 (im Mittel 54) Jahren FM-Langzeit-EKG aufgezeichnet. Die 19 der Kontrollgruppe zugeteilten Patienten wurden an einem Tag innerhalb der ersten 2 Wochen nach Rekrutierung untersucht. Bei den 21 Patienten der Interventionsgruppe wurden 2 24-h-Langzeit-EKG aufgezeichnet: eines am Tag der ersten Trainingsstunde, ein zweites zum Ausschluß tageszeitlich bedingter Einflüsse an einem Tag ohne überwachte Übungsstunde.

Die Auswertung der Langzeit-EKG-Aufzeichnungen erfolgte wie unter 6.1 beschrieben. Zusätzlich wurden ischämietypische Episoden und ventrikuläre Arrhythmien anhand der Patiententagebücher den verschiedenen körperlichen Aktivitäten während der Aufzeichnung zugeordnet. Dabei wurde bei Kontrollpatienten nur zwischen Bettruhe und übrigen Aktivitäten unterschieden. Bei Patienten der Interventionsgruppe wurden zusätzlich die Ereignisse während der Traningsstunde getrennt erfaßt. Wegen der unterschiedlich langen Zeiträume, die auf die einzelnen Aktivitäten entfielen, wurden die Zahl der VA und die Dauer der ST-Streckenabweichung pro Stunde der jeweiligen Aktivität berechnet. Zwei Patienten der Kontrollgruppe wurden wegen eines konstanten (Patient Nr. 12) bzw. eines intermittierenden (Patient Nr. 16) kompletten Linksschenkelblocks von den Auswertungen ausgeschlossen.

Für die statistischen Berechnungen kamen die unter 1.4 genannten nichtparametrischen Tests zur Anwendung. Für intraindividuelle Vergleiche der Häufigkeit von Arrhythmien und der Dauer bzw. Anzahl stummer Ischämien wurde der Wilcoxon-Test für gepaarte Stichproben benutzt. Die Befunde der Kontrollgruppe wurden mit Hilfe des Mann-Whitney-U-Tests für ungepaarte Stichproben mit den entsprechenden Befunden der Interventionsgruppe verglichen. Mittelwerte von Ereignishäufigkeiten in einer Gruppe wurden gebildet, indem die Mittelwerte der einzelnen Patienten addiert und durch die Gesamtzahl der Patienten dividiert wurden.

Interventions- und Kontrollgruppe unterschieden sich in bezug auf die patientenbezogenen Ausgangskriterien nicht signifikant voneinander (Tabelle 6.1).

6.2.2 Ergebnisse

Stumme Myokardischämien

Am Tag der ersten Trainingsstunde wurde bei 20 Patienten der Interventionsgruppe mindestens eine asymptomatische Ischämieepisode beobachtet. Damit war der Anteil der Patienten mit nachgewiesener stummer Ischämie in der

Tabelle 6.1. Patientencharakteristika der Interventions- und Kontrollgruppe

	Intervention ($n = 21$)	Kontrolle ($n = 17$)	p
Alter [Jahre]	53 ± 5	54 ± 7	n.s.
Stenosierte Gefäße (n)	2,0 ± 0,7	1,9 ± 0,7	n.s.
RNV EF [%]	54 ± 10	51 ± 9	n.s.
ΔRNV EF [%]	−0,4 ± 6,9	2,1 ± 10,5	n.s.
Frühere Infarkte (n)	0,7 ± 0,5	0,8 ± 0,6	n.s.
Maximale Belastung [W] [a]	146 ± 30	163 ± 29	n.s.
Maximale HF [Schläge/min] [a]	148 ± 18	151 ± 15	n.s.
Maximale HF · RR [mm Hg/min · 1000] [a]	27 ± 7	28 ± 5	n.s.
Patienten unter β-Blockern (n)	12	7	n.s.
Patienten unter Kalziumantagonisten (n)	9	7	n.s.
Patienten unter Nitraten (n)	11	9	n.s.

[a] Im Belastungs-EKG zum Zeitpunkt der Rekrutierung.

Tabelle 6.2. Mittlere Dauer (min/h der jeweiligen Aktivität) und Episodenzahl (in Klammern) stummer Ischämien bei den 21 Patienten der Interventionsgruppe. Die Zahl der Episoden ist nicht auf den Mittelwert pro Stunde der jeweiligen Aktivität umgerechnet

Patient Nr.	Erster Trainingstag			Trainingsfreier Tag	
	Trainingsstunde	Normale Aktivität	Bettruhe	Normale Aktivität	Bettruhe
1	32,5 (2)	0	0	0	0
2	8 (1)	0	0	0,1 (1)	0
5	36 (2)	4,3 (7)	0	0,6 (4)	0
7	16 (1)	0	0	0	0
9	19 (2)	0	0	0	0
10	28 (3)	0	0	0	0
11	17 (1)	0,8 (1)	0	0	0
17	27 (2)	0	0	1,4 (2)	0
18	47 (3)	0	0	9,1 (10)	0
20	21 (1)	0	0	0,2 (1)	0
22	0	0	0	0	0
23	25 (1)	0	0	0	0
24	20,5 (4)	0	0	0	0
27	3 (1)	0	0	0	0
29	35 (4)	0	0	0	0
32	16 (2)	2,7 (4)	0	0	0
33	25 (5)	0	0	0	0
34	41 (3)	0	0	1,6 (3)	0
35	48 (4)	3,6 (5)	0	4,0 (7)	0
38	41 (3)	1,2 (2)	0	0	0
40	28 (3)	0	0	0	0
Gesamt	534 (48)	12,6 (19)	0	17,0 (28)	0

Tabelle 6.3. Mittlere Dauer (min/h der jeweiligen Aktivität) und Episodenzahl (in Klammern) stummer Ischämien bei den 17 Patienten der Kontrollgruppe. Wie in Tabelle 6.2 ist die Zahl der Episoden nicht auf den Mittelwert pro Stunde der jeweiligen Aktivität umgerechnet

Patient Nr.	Normale Aktivität	Bettruhe
3	0	0
4	0	0
6	0	0
8	5,3 (7)	0
13	5,2 (10)	0
14	0,7 (1)	0
15	4,7 (6)	0
19	0	0
21	0	0
25	0	0
26	0	0
28	0	0
30	0	0
31	0	0
36	0	0
37	0	0
39	0	0
Gesamt	15,9 (24)	0

Interventionsgruppe am Tag der ersten Trainingsstunde mit 95% signifikant höher als am trainingsfreien Tag (33%, $p<0{,}001$) oder in der Kontrollgruppe (24%, $p<0{,}001$).

Auch die durchschnittliche Anzahl stummer Ischämien war in der Interventionsgruppe am Trainingstag mit $3{,}2 \pm 2{,}5$ Ischämien/Patient höher als am trainingsfreien Tag ($1{,}3 \pm 2{,}7$ Ischämien/Patient, $p<0{,}01$) oder in der Kontrollgruppe ($1{,}4 \pm 3{,}1$ Ischämien/Patient, $p<0{,}01$; Tabellen 6.2 und 6.3).

48 der 67 am Trainingstag nachgewiesenen Episoden wurden während der Trainingsstunde selbst beobachtet ($2{,}3 \pm 1{,}3$ Episoden/h/Patient). Die übrigen 19 Episoden traten während der mehrstündigen üblichen Tagesaktivitäten auf ($0{,}06 \pm 0{,}1$ Episode/h/Patient, $p<0{,}001$ vs. Trainingsstunde). Damit unterschieden sich die durchschnittlichen Episodenzahlen pro Stunde tagesüblicher Aktivität und Patient am Trainingstag und am trainingsfreien Tag nicht signifikant voneinander ($0{,}06 \pm 0{,}1$ vs. $0{,}09 \pm 0{,}2$, n.s.). Auch bei den Kontrollpatienten wurden während tagesüblicher Aktivität ähnlich viele Episoden stummer Ischämie beobachtet ($0{,}09 + 0{,}2$/h/Patient). Während der Bettruhe wurden weder bei den Patienten der Interventionsgruppe noch bei den Kontrollpatienten stumme Ischämien registriert.

Die mittlere Dauer der einzelnen Episoden war während aller miteinander verglichenen Aufzeichnungszeiträume ähnlich lang. Daher unterschied sich auch die mittlere Dauer stummer Ischämien je Stunde üblicher Tagesaktivität in der Interventionsgruppe am Trainingstag mit $0{,}6 \pm 1{,}3$ min/h/Patient nicht

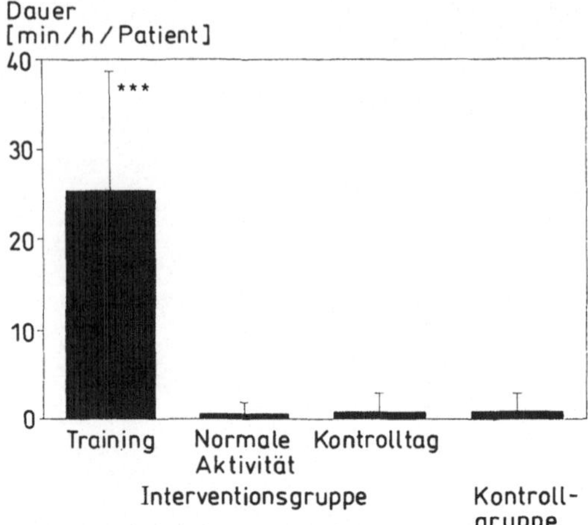

Abb. 6.2. Mittlere Dauer stummer Ischämien in Interventions- und Kontrollgruppe. *** $p<0{,}001$

signifikant von der am trainingsfreien Tag (0,8 ± 2,1 min/h/Patient) oder in der Kontrollgruppe (0,9 ± 2,0 min/h/Patient). Die mittlere Ischämiedauer während der Trainingsstunde war mit 25,4 ± 13,3 min/h/Patient deutlich länger als während normaler Aktivität an demselben Tag ($p<0{,}001$), am traningsfreien Tag ($p<0{,}001$) oder in der Kontrollgruppe ($p<0{,}001$; Abb. 6.2).

Ventrikuläre Arrhythmien während stummer Myokardischämien

Am Tag der ersten Trainingsstunde wurden bei 18 Patienten (86 %) der Interventionsgruppe zusammen 1803 einzelne VES (ohne Bigemini) aufgezeichnet. Am trainingsfreien Tag wurden bei ebenfalls 18 Patienten 855 VES gezählt (n.s.). In der Kontrollgruppe wurden zwar die häufigsten VES beobachtet (3775 bei 88 % der Patienten); der Unterschied zu den Patienten der Interventionsgruppe blieb jedoch unterhalb des Signifikanzniveaus.

Bei 4 Teilnehmern an der Interventionsstudie (Patienten Nr. 9, 10, 35, 40) bestand während der Trainingsstunde ein unmittelbarer zeitlicher Zusammenhang zwischen einem raschen Herzfrequenzanstieg, einer konsekutiven ischämietypischen ST-Streckensenkung und dem abrupten Auftreten repetitiver VA. Während dieser Episoden stieg daneben die Zahl singulärer VES sprunghaft auf >5 VES/min an (außer bei Patient Nr. 40, bei dem nach 4 VES und 1 Triplet innerhalb von 30 s Kammerflattern einsetzte, s. unten). Die gehäuften VES traten regelmäßig innerhalb von 1 bis 4 min nach Beginn der ischämietypischen ST-Streckensenkungen auf. Ein solcher Zusammenhang zwischen häufigen VES und ischämietypischen Episoden wurde noch bei einem weiteren Patienten (Nr. 5) während der Trainingsstunde beobachtet, ohne daß bei ihm repetitive VA nachweisbar waren. Eine zunehmende Ektopieneigung gegen Ende oder nach einer ischämischen Episode wurde nicht gesehen. Insgesamt wurden bei den 5 genannten Patienten während der Trainingsstunde

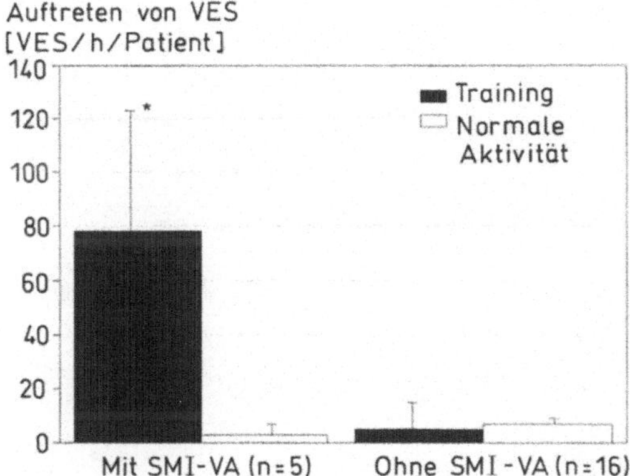

Abb. 6.3. Mittleres Auftreten singulärer VES während des Trainings und während normaler Aktivität bei den 5 Patienten mit und den 16 Patienten ohne maligne ventrikuläre Arrhythmien während stummer Myokardischämie (*SMI-VA*). * $p < 0,05$

10 Episoden stummer Myokardischämie registriert, die mit gehäuften und/ oder repetitiven VA einhergingen. Die Zahl der singulären VES war bei den 5 Patienten während des Trainings signifikant höher als während der restlichen 23 h des Trainingstages (78 ± 45 VES/h/Patient vs. 3 ± 4 VES/h/Patient, $p < 0,05$). Bei den übrigen 16 Patienten bestand ein solcher Unterschied nicht (5 ± 10 VES/Trainingsstunde/Patient vs. 7 ± 2 VES/h normaler Aktivität/Patient; Abb. 6.3).

Ein Patient (Nr. 40) bot eine arrhythmiebedingte Symptomatik. Während des Ballspiels kollabierte er, ohne das Bewußtsein zu verlieren. Pektanginöse Beschwerden hatten zu keinem Zeitpunkt bestanden. Am Monitor des Defibrillationsgerätes konnte Kammerflattern erkannt werden, das noch während des Aufladens des Kondensators spontan in einen Sinusrhythmus konvertierte. Die Langzeit-EKG-Aufzeichnung belegte, daß dem Kammerflattern 4 VES und 1 Triplet unmittelbar vorausgingen. 2 min vor der VA war der Beginn einer Episode mit ischämietypischen ST-Streckensenkungen bis zu 0,6 mV ohne VES nachweisbar (Abb. 6.4).

Außerhalb der Trainingsstunde ließ sich selten ein Zusammenhang zwischen malignen VA und stummen Myokardischämien nachweisen: 2 solcher Episoden traten bei einem Kontrollpatienten (Nr. 15) auf, 4 Episoden (3 am trainingsfreien Tag, 1 am Trainingstag) bei einem Patienten der Interventionsgruppe (Nr. 35; Trainingstag vs. trainingsfreier Tag, $p < 0,05$; Trainingsstunde vs. normale Aktivität, $p < 0,05$). Alle 6 Episoden waren durch gehäufte VES gekennzeichnet. Ischämiebezogene repetitive VA traten außerhalb der Trainingsstunde nicht auf.

Die 5 Patienten mit ischämiebezogenen VA während der Trainingsstunde unterschieden sich hinsichtlich der linksventrikulären Auswurffraktion oder der Zahl der stenosierten Gefäße nicht signifikant von den übrigen 16 Patienten

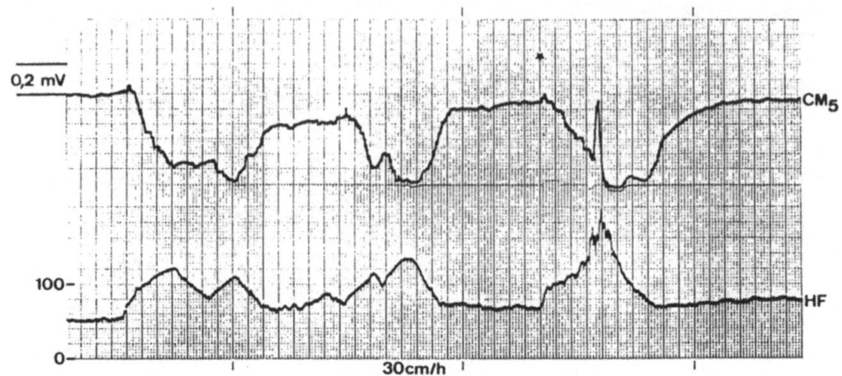

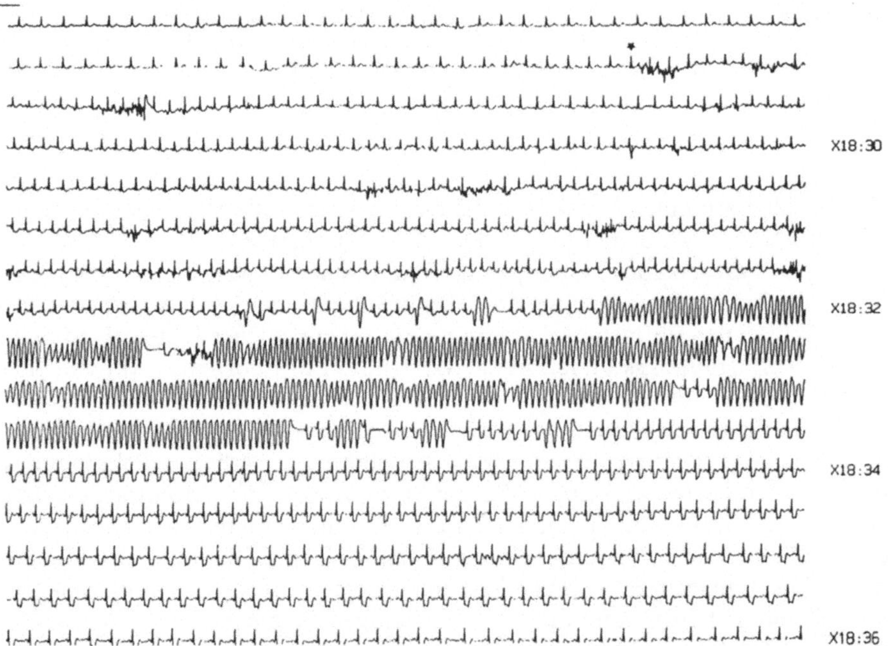

Abb. 6.4. ST-Strecken-/Herzfrequenztrendregistrierung und Auszug aus dem Gesamt-EKG-Ausdruck während des Trainings bei einem Patienten der Interventionsgruppe (Nr. 40). * Korrespondierende Zeitpunkte von Trendregistrierung und Vollausschrieb des EKG in Ableitung CM_5

der Interventionsgruppe (Tabelle 6.4). Der Anteil der Patienten, die unter β-Blockertherapie standen, war vergleichbar hoch. Auch das Produkt aus Herzfrequenz und systolischem Blutdruck („Doppelprodukt") als Ausdruck der Herzarbeit unterschied sich nichtsignifikant von dem der übrigen Patienten der Interventionsgruppe. Die Zahl der früheren Myokardinfarkte war bei den Patienten mit VA geringer als bei den übrigen Patienten.

Tabelle 6.4. Vergleich zwischen Patienten mit und Patienten ohne mit stummen Ischämien assoziierten VA während des Gruppensports

Patient Nr.	RNV/EF [%]	Stenosierte Gefäße	Frühere Infarkte	Maximale HF · RR [mm Hg/10^3 min]	β-Blockertherapie
5	59	1	0	17,4	ja
9	41	2	0	14,3	ja
10	58	1	1	30,8	ja
35	60	3	0	30,2	ja
40	44	3	0	24,6	ja
Gesamt	52± 9	2,0±1,0	0,2±0,2	23,5±7,4	100%
Ohne VA	54±10	2,1±0,7	0,8±0,5	28,1±6,1	81%
p	n.s.	n.s.	< 0,05	n.s.	n.s.

Tabelle 6.5. Symptomatische Myokardischämien bei Patienten der Interventionsgruppe (*I*) und der Kontrollgruppe (*K*). TT, Trainingstag; RT, trainingsfreier Tag

Patient Nr.	Anlaß des Auftretens	Dauer [min]	Ventrikuläre Arrhythmien
I 5	Trainingsstunde	18	
I 9	Trainingsstunde	10	≥ 5 VES, 8 Couplets, 1 Triplet
	Trainingsstunde	8	≥ 5 VES, 3 Couplets
	Normale Aktivität TT	4	
I 20	Trainingsstunde	11	
I 40	Normale Aktivität RT	15	
K 3	Normale Aktivität	4	
K 13	Normale Aktivität	7	
	Normale Aktivität	8	

Gehäufte oder repetitive VA wurden bei keinem der 5 Patienten während des Belastungs-EKG beobachtet. Bei einem Patienten (Nr. 5) trat auf der niedrigsten Belastungsstufe 30 s lang ein intermittierender ventrikulärer Bigeminus auf. Ein anderer Patient (Nr. 35) bot einzelne polymorphe VES < 5/min auf der maximalen Belastungsstufe (150 W).

Symptomatische Myokardischämien

Symptomatische Episoden mit ischämietypischen ST-Segmentveränderungen wurden bei 4 Patienten der Interventionsgruppe und bei 2 Patienten der Kontrollgruppe beobachtet. Bei einem Patienten (Nr. 9) wurden durch 2 symptomatische Episoden während der Trainingsstunde gehäufte und repetitive VA induziert. Bei demselben Patienten lösten auch stumme Myokardischämien ventrikuläre Rhythmusstörungen aus. Einen Überblick über die symptomatischen ST-Segmentveränderungen gibt Tabelle 6.5.

6.3 Diskussion

Die vorgestellten Untersuchungen deuten darauf hin, daß bei einem Teil klinisch stabiler KHK-Patienten ein kausaler Zusammenhang zwischen stummen Myokardischämien und malignen VA während körperlicher Anstrengung besteht. 10 von 48 stummen Ischämien (21 %), die bei den Teilnehmern am Koronarsport während der 21 überwachten Trainingsstunden beobachtet wurden, waren mit dem Auftreten von malignen VA verbunden. Diese Episoden verteilten sich auf 5 der 21 Patienten der Interventionsgruppe (24 %). Während 2698 h tagesüblicher Aktivität oder Bettruhe traten 71 stumme Ischämien auf. Ein Zusammenhang mit dem Auftreten gehäufter VES bestand nur bei 6 dieser Episoden (8 %), die bei 2 der 38 Patienten (5 %) beobachtet wurden. Repetitive ischämiebezogene VA einschließlich einer Phase von nichtanhaltendem Kammerflattern wurden nur während der Sportstunde registriert. Bei keinem der 271 ambulant untersuchten Patienten mit stabiler Angina pectoris wurden VA im Zusammenhang mit ST-Streckenabweichungen registriert. Ischämiebezogene VA dürften demnach bei klinisch stabilen KHK-Patienten unter Alltagsbedingungen selten sein. Stärkere körperliche Anstrengungen fördern jedoch offensichtlich das Auftreten sowohl von stummen Ischämien als auch von ischämieassoziierten malignen VA.

Die erhöhte Inzidenz stummer Ischämieepisoden während des Gruppentrainings läßt sich durch einen erhöhten myokardialen O_2-Bedarf erklären, da die Herzfrequenz bei allen Patienten während der Trainingsstunde höhere Werte erreichte als während der übrigen Tätigkeiten. Bei den 5 Patienten mit ischämiebezogenen VA wurden im Belastungs-EKG ähnlich hohe Herzfrequenzen und ähnlich ausgeprägte ST-Streckensenkungen wie während des Trainings beobachtet. Gehäufte oder repetitive VA traten aber nicht auf. Eine mögliche Erklärung dafür könnte im unterschiedlich schnellen Anstieg der Herzfrequenz während des Gruppensports einerseits und während des Belastungs-EKG andererseits zu sehen sein. Wie aus einer Summationsdarstellung für die genannten 5 Patienten deutlich wird, traten die VA während der Sportstunde innerhalb von 1 min nach dem Erreichen des Herzfrequenzmaximums von durchschnittlich 120 Schlägen/min auf (Abb. 6.5). Die Zeit, die benötigt wurde, um dieses Frequenzmaximum von einem Ausgangswert von 80 Schlägen/min aus zu erreichen, betrug im Mittel 2 min. Für den gleichen Herzfrequenzanstieg wurden bei stufenweisem Anstieg der Belastung während der Fahrradergometrie jedoch 3,6 min benötigt. Die Herzfrequenz erreichte schließlich ein höheres Maximum, ohne daß vergleichbare ventrikuläre Arrhythmien auftraten. Der maximale Herzfrequenzanstieg/min war bei allen 5 Patienten vor Beginn der Arrhythmien während der Trainingsstunde höher als während der Fahrradergometrie ($32{,}8 \pm 8{,}8$ vs. $21{,}6 \pm 4{,}9$ Schläge/min, $p < 0{,}05$; Abb. 6.6). Die Geschwindigkeit der Herzfrequenzzunahme könnte daher größeren Einfluß auf die Induktion von VA haben als die absolut erreichte Höhe der Herzfrequenz. Dadurch ließe sich auch erklären, warum bisher der Versuch scheiterte, das Risiko für einen plötzlichen Herztod wäh-

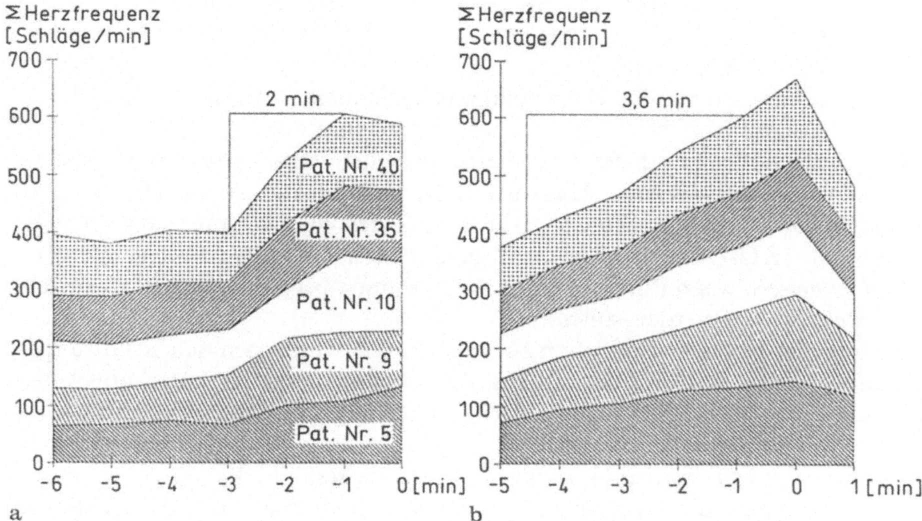

Abb. 6.5a, b. Summationsdarstellung des Herzfrequenzverhaltens der 5 Koronarsportteilnehmer mit ischämiebezogenen ventrikulären Arrhythmien während des Trainings.
a Herzfrequenz in Langzeit-EKG vor dem Auftreten gehäufter VA (0 min)
b Herzfrequenz bei stufenweise ansteigender Belastung während der Ergometrie (0 min = Belastungsende)

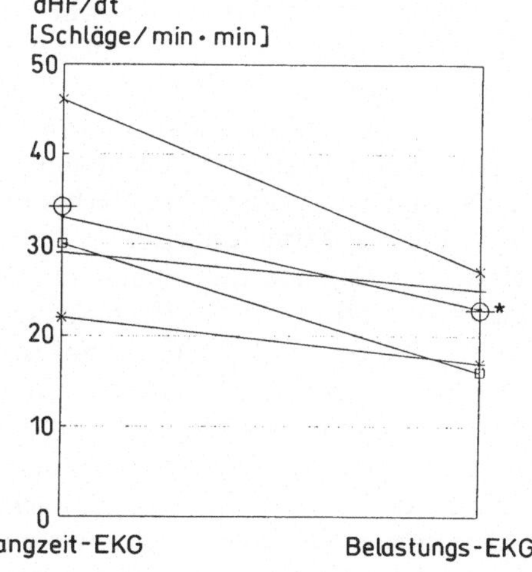

Abb. 6.6. Maximaler Herzfrequenzanstieg (dHF/dt) während des Trainings und während der Fahrradergometrie bei den 5 Patienten mit ischämiebezogenen ventrikulären Arrhythmien, *offene Kreise* Mittelwerte. * $p < 0,05$

rend des Koronarsports durch individuell angepaßte Leistungsgrenzen zu senken (Mead et al. 1976; Fletscher u. Cantwell 1977; Hinkle 1982; Weaver et al. 1983). Als Leistungsgrenze wurden nämlich 75 % der maximal im symptomenlimitierten Belastungs-EKG erreichten Herzfrequenz genannt. Nach den vorgestellten Befunden dürften jedoch weder die Symptomatik noch die absolute Herzfrequenz während der Ergometrie geeignet sein, arrhythmiegefährdete Patienten zu identifizieren. Hierfür scheint auch ein Langzeit-EKG an einem sportfreien Tag wenig hilfreich. Als Methode der Wahl könnte sich daher eine Langzeit-EKG-Untersuchung am Tag der ersten Teilnahme am Gruppentraining erweisen, wenn durch maligne Arrhythmien bedrohte Koronarsportteilnehmer erkannt werden sollen.

Die hier benutzte Definition für maligne VA wurde von den Erfahrungen früherer Langzeit-EKG-Untersuchungen an Postinfarktpatienten abgeleitet: Häufige singuläre VES (>10/h) erwiesen sich dabei als unabhängiger Risikofaktor für einen plötzlichen Herztod (The Multicenter Postinfarction Research Group 1983; Mukharji et al. 1984). Nur 1 der insgesamt 7 Patienten, bei denen in den vorgestellten Untersuchungen VA im Zusammenhang mit Ischämien auftraten, hatte jedoch einen Myokardinfarkt in der Vorgeschichte. Daher muß die prognostische Bedeutung der ischämiebezogenen VA offen bleiben. Bei je einem Koronarsportteilnehmer und einem Patienten mit instabiler Angina pectoris ohne Infarktanamnese trat allerdings im Zusammenhang mit ischämietypischen ST-Streckensenkungen im Langzeit-EKG nichtanhaltendes Kammerflattern auf, dem kurze ventrikuläre Salven vorausgingen. Indirekt kann daraus auf eine potentielle Bedrohung durch ischämiebezogene VA auch bei KHK-Patienten ohne vorausgegangenen Infarkt geschlossen werden.

Nach tierexperimentellen Befunden kommen Katecholamine sowohl für einen raschen Herzfrequenzanstieg als auch für die Triggerung von potentiell bedrohlichen Arrhythmien als Mediatoren in Frage (Corr u. Gillis 1978; Malliani et al. 1980; Schwarz et al. 1984; Penny 1984). Ventrikuläre Tachykardien können dann in der frühen Ischämiephase durch intramuralen Reentry oder auch durch reentryunabhängige Mechanismen ausgelöst und unterhalten werden (Pogwizd u. Corr 1987). Bisherige klinische Mitteilungen über einen Zusammenhang zwischen passageren Myokardischämien und malignen VA beschränken sich auf Fallberichte (Bleifer 1974; Gradman et al. 1977; Savage et al. 1983; v. Arnim et al. 1985; Meissner u. Morganroth 1986; Hohnloser et al. 1988). Sharma et al. (1987) fanden bei 12 von 15 Patienten, die primäres Kammerflimmern überlebten, Zeichen stummer Myokardischämien unter Belastung. Die Autoren schlossen daraus, daß die stummen Ischämien Ursache für die lebensbedrohlichen Arrhythmien bei diesen Patienten gewesen sein dürften. Dieser Zusammenhang wurde allerdings nicht direkt nachgewiesen, und VA während belastungsinduzierter oder spontaner stummer Myokardischämien wurden nicht beschrieben.

Nach übereinstimmenden Berichten über die Inzidenz eines plötzlichen Herzstillstands bei Teilnehmern an ärztlich überwachten Koronarsportstunden kann von 1 solchen Zwischenfall pro 12000 bis 15000 Übungsstunden ausgegangen werden (Fletcher u. Cantwell 1977; Hossack u. Hartwig 1982;

Leach et al. 1982). Dieses Risiko erscheint zwar relativ gering; wird jedoch die Dauer der Sportstunde berücksichtigt, so tritt ein Herzstillstand während des Trainings 6- bis 10mal häufiger auf als unter Alltagsbedingungen. Der zugrundeliegende pathophysiologische Mechanismus ist bisher nicht geklärt (Hossack u. Hartwig 1982). In den vorgestellten Untersuchungen wurde gezeigt, daß die Inzidenz maligner VA, die im Zusammenhang mit stummen Myokardischämien auftraten, während des Gruppentrainings 5mal höher war als während üblicher Tagesaktivitäten. Daher liegt die Vermutung nahe, daß stumme Ischämien bei einer Subgruppe von KHK-Patienten maligne VA während körperlicher Anstrengung induzieren und so das erhöhte Risiko für einen plötzlichen Herztod während des Koronarsports verursachen könnten.

7 Passagere Myokardischämien und Herzfrequenzverhalten

7.1 Einleitung und spezielle Methodik

Die ST-Segmentanalyse im Langzeit-EKG wurde bisher dazu benutzt, Episoden zu erfassen, die die im Belastungs-EKG als ischämietypisch geltenden Kriterien erfüllen. Die Methode liefert jedoch zusätzlich Informationen über die zeitliche Entwicklung der unprovozierten ST-Streckenabweichungen und über den Zusammenhang zwischen Herzfrequenz- und ST-Streckenverhalten. Daß die Berücksichtigung solcher Langzeit-EKG-spezifischen Parameter von diagnostischer Bedeutung sein kann, wurde bereits für die charakteristischen abrupten ST-Streckenhebungen gezeigt, die auf lagebedingte Einflüsse auf das ST-Segment zurückgeführt werden konnten (vgl. 2.1). Der Zusammenhang zwischen ischämietypischen ST-Streckenabweichungen und Änderungen der Herzfrequenz wurde im Langzeit-EKG bisher nicht genau analysiert. Es liegen lediglich Berichte über Herzfrequenzmessungen zu einem bestimmten Zeitpunkt vor und während der ischämietypischen Episoden vor (Deanfield et al.

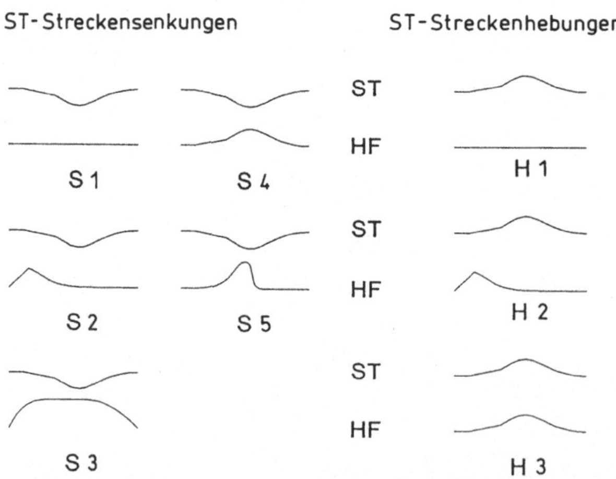

Abb. 7.1. Schematische Darstellung der 8 definierten ST-Strecken-/Herzfrequenzmuster (genaue Definition s. Text) *ST* Trend der relativen ST-Streckenabweichung, *HF* Trend der Herzfrequenz

1983; Chierchia et al. 1983, Hausmann et al. 1987). Die simultane Trenddarstellung von relativer ST-Streckenabweichung und Herzfrequenz ermöglicht es, verschiedene Trendmuster zu definieren, die den Zusammenhang zwischen den beiden Parametern besser wiedergeben als Einzelmessungen zu bestimmten Zeitpunkten. Es sollte daher untersucht werden, ob die Berücksichtigung solcher Trendmuster die Aussagemöglichkeiten der ST-Segmentanalyse im Langzeit-EKG erweitert.

Dazu sollten zunächst anhand der Aufzeichnungen von 20 konsekutiven KHK-Patienten mit signifikanten ST-Streckenabweichungen Trendmuster festgelegt werden, nach denen die Episoden klassifiziert werden konnten. Diesen empirisch ermittelten Trendmustern sollten dann die Episoden der 271 Patienten mit stabiler Angina (s. 3.1) und der 26 Patienten mit instabiler Angina (s. 6.1) zugeordnet werden. Die Häufigkeitsverteilung der einzelnen Muster sollte in Abhängigkeit vom Koronarangiographiebefund, von der Manifestationsform der KHK und vom Krankheitsverlauf analysiert werden.

7.2 Ergebnisse

7.2.1 Definition von Trendmustern

Die 115 signifikanten ST-Streckenabweichungen der 20 konsekutiven KHK-Patienten konnten einem von 8 ST-Strecken-/Herzfrequenzmuster zugeordnet werden, die sich folgendermaßen definieren ließen (Abb. 7.1):

S 1: ST-Senkung ohne Herzfrequenzanstieg;
S 2: ST-Senkung mit vorangehendem Herzfrequenzanstieg, zu Beginn der ST-Senkung bereits Maximum der erreichten Herzfrequenz überschritten;
S 3: ST-Senkung mit vorangehendem Herzfrequenzanstieg, kein Rückgang der Herzfrequenz ≥ 10 Schläge/min bis 30 s nach Beginn der ST-Senkung;
S 4: ST-Senkung mit parallelem Herzfrequenzanstieg;
S 5: ST-Senkung mit parallelem Herzfrequenzanstieg, aber Rückgang der Herzfrequenz vor Normalisierung der ST-Strecke;
H 1: ST-Hebung ohne Herzfrequenzanstieg;
H 2: ST-Hebung mit vorangehendem Herzfrequenzanstieg;
H 3: ST-Hebung mit parallelem Herzfrequenzanstieg;

vorangehender Herzfrequenzanstieg: Zunahme der Herzfrequenz um ≥ 20 Schläge/min innerhalb von 240 bis 30 s vor Beginn der ST-Streckenabweichung;

paralleler Herzfrequenzanstieg: Zunahme der Herzfrequenz um ≥ 20 Schläge/min innerhalb von 30 s vor bis 120 s nach Beginn der ST-Streckenabweichung.

Alle 918 Episoden, die bei den 297 Patienten mit stabiler oder instabiler Angina pectoris registriert wurden, ließen sich einem der 8 empirisch ermittelten ST-Strecken-/Herzfrequenzmuster zuteilen. ST-Streckenhebungen hatten nur einen Anteil von 2 % an der Gesamtzahl der Episoden und wurden daher im folgenden unabhängig vom Herzfrequenzverhalten gemeinsam betrachtet.

7.2.2 Musterverteilung und Koronarstatus bei stabiler Angina pectoris

Bei den 30 Patienten mit dem klinischen Bild einer stabiler Angina, die trotz unauffälliger Koronararterien einen positiven Langzeit-EKG-Befund boten, waren nur 3 der 149 Episoden (2 %) durch ST-Streckensenkungen ohne signifikante Herzfrequenzänderung (Muster S1) charakterisiert. 85 % der ST-Streckensenkungen wurde von einem parallelen Herzfrequenzanstieg begleitet. Der relative Anteil dieser S4 und S5-Episoden war damit bei Nicht-KHK-Patienten deutlich höher als bei KHK-Patienten (49 %, $p<0{,}001$). S2-Episoden wurden zwar selten, aber ausschließlich bei KHK-Patienten beobachtet (Abb. 7.2). Der relative Anteil von S1-Episoden war bei 3-Gefäß-Erkrankungen höher als bei 1- und 2-Gefäß-Erkrankungen (31 % vs. 23 %, $p<0{,}05$). Episodenhafte ST-Streckenhebungen wurden je 7mal bei Patienten mit 2- und 3-Gefäß-Erkrankungen registriert.

Die maximale Herzfrequenz erreichte bei 70 % der ST-Streckensenkungen mit parallelem Herzfrequenzanstieg mindestens 100 Schläge/min. Bei Nicht-KHK-Patienten war der relative Anteil dieser mit Tachykardien verbundenen S4- und S5-Episoden signifikant höher als bei KHK-Patienten (82 % vs. 64 %, $p<0{,}05$). Eine Abhängigkeit von der Zahl der stenosierten Gefäße bestand nicht. Wurden solche Episoden als nichtischämietypisch eingestuft, so verringerte sich der Anteil falsch-positiver Befunde um 68 % auf 48 Episoden, die sich auf 16 statt auf 30 der 81 Patienten ohne KHK verteilten (Spezifität 80 %). Bei Patienten mit gesicherter KHK sank unter Berücksichtigung dieser modifizierten Ischämiedefinition die Zahl der ischämietypischen Episoden von 534 nur um 31 % ($p<0{,}001$) auf 371 (Abb. 7.3). Die Zahl der Patienten mit positivem Langzeit-EKG-Befund ging dabei von 98 auf 81 zurück (Sensitivität 60 %).

7.2.3 Musterverteilung und klinische Manifestationsform der KHK

Für die Analyse der Trendmusterverteilung in Abhängigkeit vom klinischen Erscheinungsbild wurden nur die Patienten mit angiographisch gesicherter KHK berücksichtigt. Bei den 44 Patienten mit streng belastungsabhängiger Angina ging der überwiegende Teil der 151 ischämietypischen ST-Streckensenkungen (62 %) mit einem parallelen Herzfrequenzanstieg einher (Abb. 7.4). Bei den 90 Patienten mit variabler Anginaschwelle wurden solche S4- und S5-Episoden zwar auch häufiger beobachtet als andere Muster; der Anteil von Episoden ohne signifikante Herzfrequenzänderung (Muster S1) war jedoch

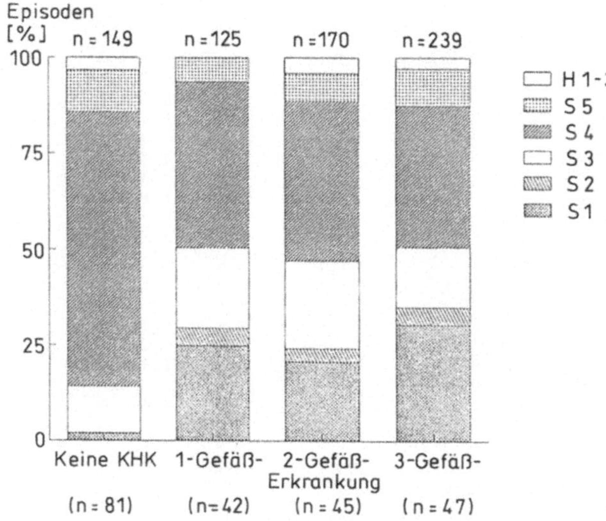

Abb. 7.2. ST-Strecken-/Herzfrequenzmuster in Abhängigkeit vom Koronarstatus bei den 215 angiographierten Patienten mit stabiler Angina pectoris. *Oben* Zahl der Episoden, *unten (in Klammern)* Zahl der Patienten

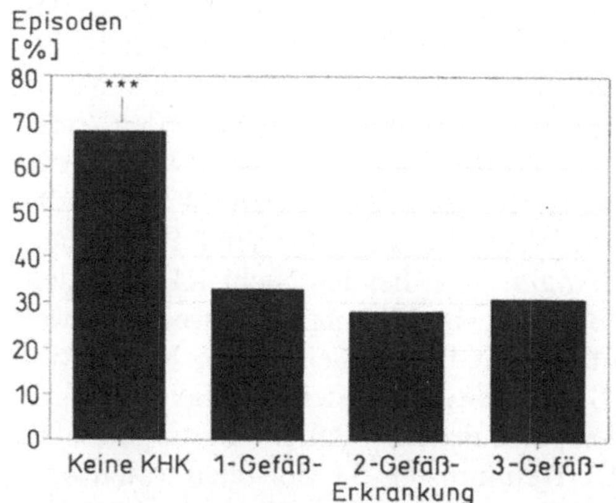

Abb. 7.3. Relativer Anteil von Episoden mit parallelem Herzfrequenzanstieg und maximalen Herzfrequenzen ≥100 Schlägen/min an der Gesamtzahl der ischämietypischen Episoden bei 215 angiographierten Patienten mit stabiler Angina pectoris. *** $p < 0{,}001$

signifikant höher als bei streng belastungsabhängiger Angina (31 % vs. 13 %, $p < 0{,}05$). Bei den 22 Patienten mit instabiler Angina überwogen S1-Episoden mit einem relativen Anteil von 57 % p jeweils $< 0{,}001$ gegenüber den beiden Untergruppen der stabilen Angina (Abb. 7.4). Mit zunehmender Häufigkeit von S1-Episoden nahm der relative Anteil von Episoden mit parallelem Herzfrequenzanstieg ab, während der Anteil von Episoden mit vorangehendem Herzfrequenzanstieg (Muster S2 und S3) etwa konstant blieb. Ischämie-

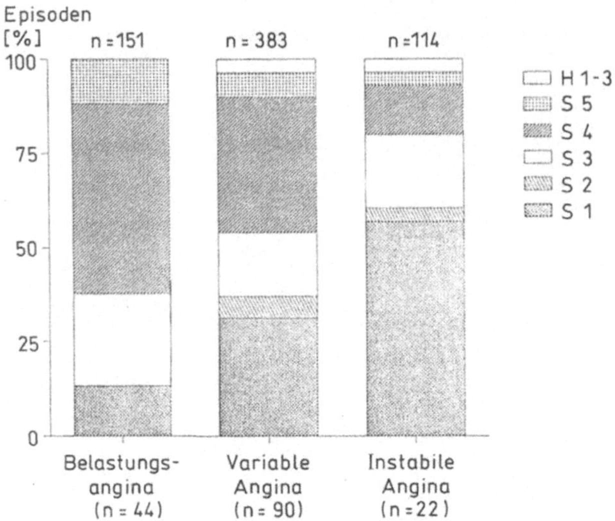

Abb. 7.4. Verteilung der ST-Strecken-/Herzfrequenzmuster bei KHK-Patienten mit stabiler und instabiler Angina. *Oben* Zahl der Episoden, *unten (in Klammern)* Zahl der Patienten bei den 3 Anginaformen

typische ST-Streckenhebungen wurden nur bei Patienten mit variabler Anginaschwelle und bei Patienten mit instabiler Angina pectoris registriert.

Die Zirkadianverteilung ischämietypischer Episoden unterschied sich innerhalb der verschiedenen Patientengruppen durch einen wechselnden Anteil von Episoden während der Nachtstunden (0 bis 6 Uhr; Abb. 7.5). Dieser Anteil betrug bei den KHK-Patienten mit instabiler Angina 24 %, bei den KHK-Patienten mit variabler Anginaschwelle 14 % und bei den KHK-Patienten mit streng belastungsabhängiger Angina 7 %. Bei den Nicht-KHK-Patienten traten nur 2 der 149 Episoden (1,3 %) mit signifikanten ST-Streckenabweichungen zwischen 0 und 6 Uhr auf. Damit bestand eine enge Korrelation zwischen dem relativen Anteil von S 1-Episoden und der Häufigkeit nächtlicher ST-Streckenabweichungen in den verschiedenen Patientengruppen. Dem entsprach die Zirkadianverteilung der Trendmuster: S 1-Episoden traten während der Nachtstunden ebenso häufig wie auf wie am Tage (24 % der Episoden zwischen 0 und 6 Uhr), während ST-Streckensenkungen mit vorangehendem (S 2 und S 3) oder parallelem (S 4 und S 5) Herzfrequenzanstieg überwiegend tagsüber beobachtet wurden (89 % bzw. 91 % der Episoden zwischen 6 und 24 Uhr; Abb. 7.6). Die unterschiedliche Zirkadianverteilung der Trendmuster war nicht vom klinischen Erscheinungsbild abhängig. So betrug der relative Anteil der nächtlichen S 1-Episoden an der Gesamtzahl der S 1-Episoden bei instabiler Angina 24 %, bei stabiler Angina 23 %.

Abb. 7.5 a–d. Zirkadianverteilung ischämietypischer Episoden im Langzeit-EKG bei KHK-Patienten mit instabiler Angina (**a**), streng belastungsabhängiger Angina (**b**) und variabler Anginaschwelle (**c**) sowie bei Nicht-KHK-Patienten (**d**)

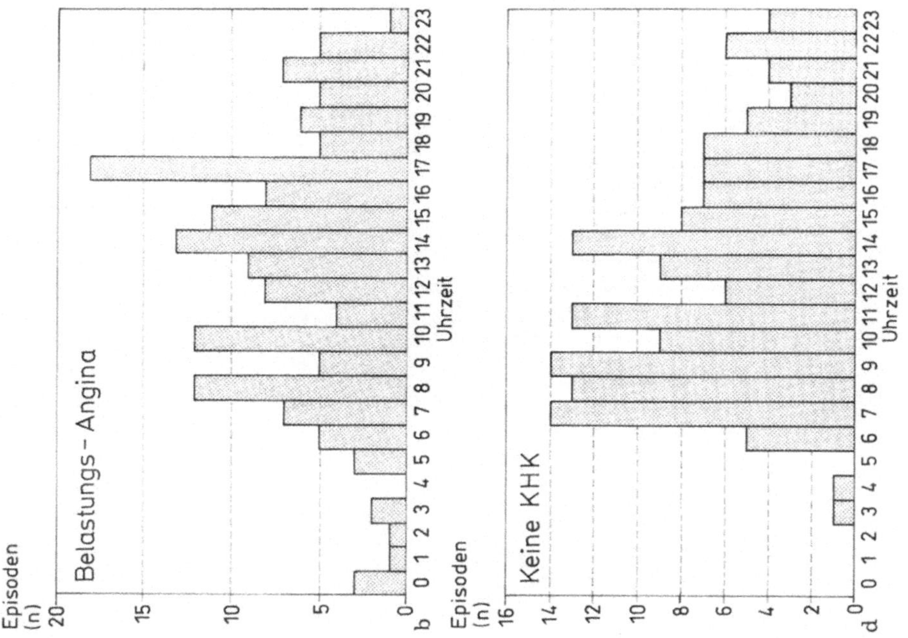
Episoden (n)
Belastungs - Angina
Uhrzeit
b
Episoden (n)
Keine KHK
Uhrzeit
d

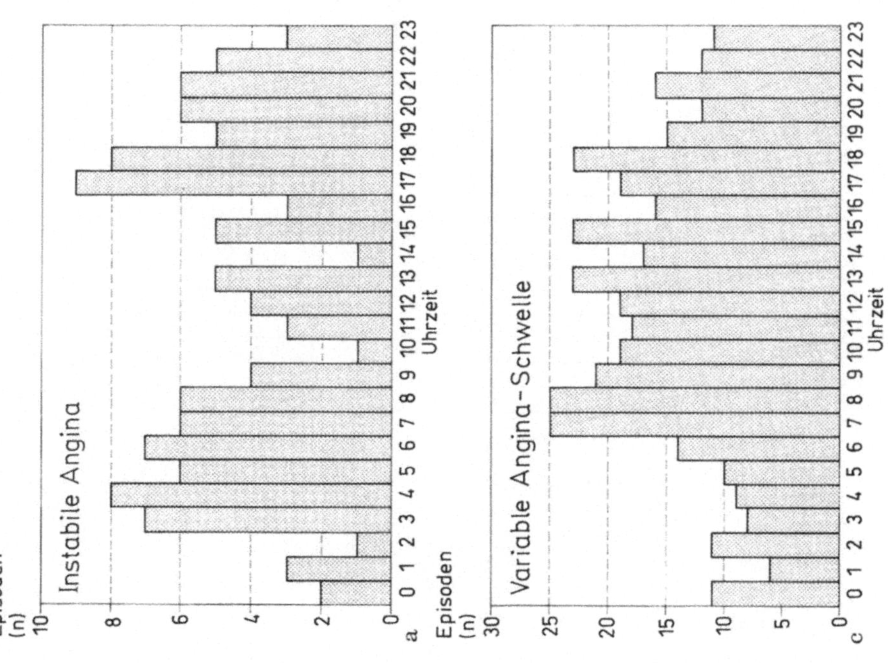
Episoden (n)
Instabile Angina
Uhrzeit
a
Episoden (n)
Variable Angina-Schwelle
Uhrzeit
c

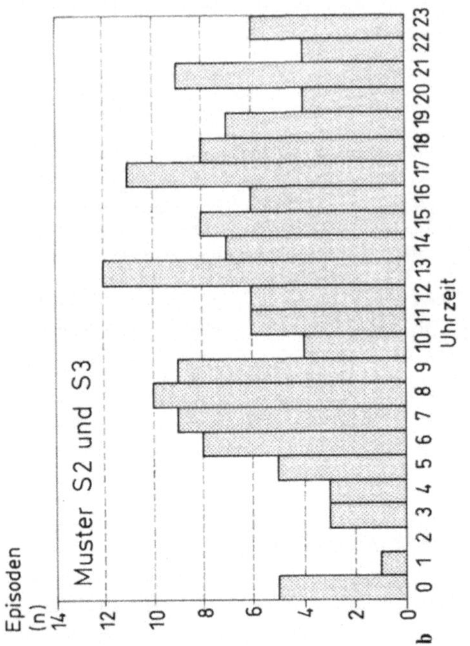
Episoden (n)
Muster S2 und S3
Uhrzeit
b

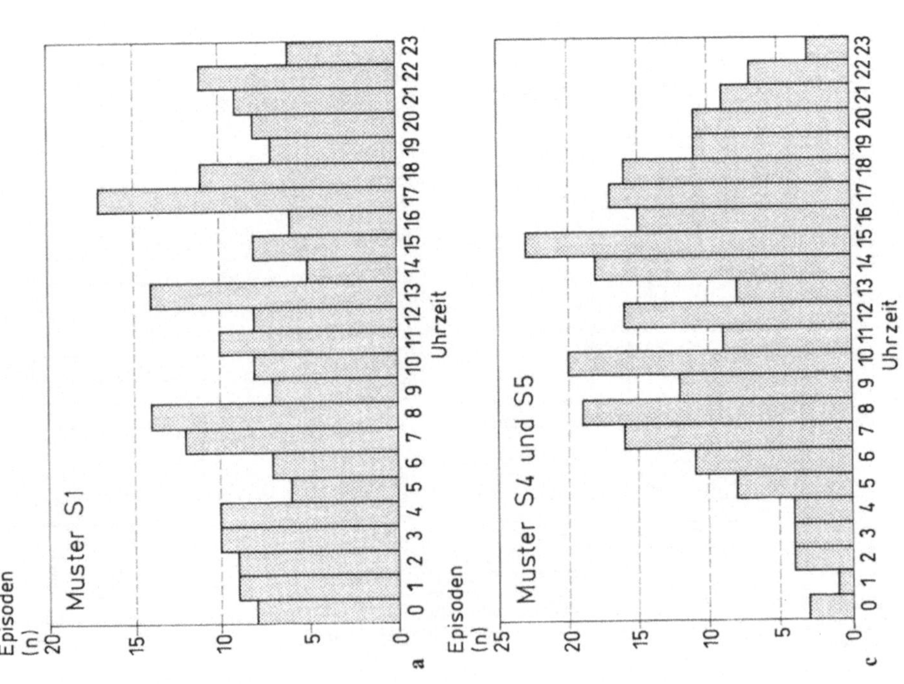
Episoden (n)
Muster S1
Uhrzeit
a
Episoden (n)
Muster S4 und S5
Uhrzeit
c

7.2.4 Musterverteilung und Prognose bei stabiler Angina pectoris

Der relative Anteil von ST-Streckensenkungen ohne signifikanten Herzfrequenzanstieg (Muster S1) war bei den 18 Patienten mit schwerwiegenden kardialen Komplikationen (vgl. Kap. 4) signifikant höher als bei den 165 Patienten mit unauffälligem Krankheitsverlauf (35% vs. 16%, $p<0{,}001$; Abb. 7.7). Auch bei den 42 Patienten mit ACB-Operationen und den 31 Patienten mit Koronardilatationen wurde mit 30 % noch ein deutlich höherer Anteil solcher S 1-Episoden beobachtet als bei den Patienten mit komplikationslosem Verlauf ($p<0{,}001$). Der relative Anteil der Patienten mit positivem Langzeit-EKG-Befund und mindestens einer S 1-Episode war bei Patienten mit ereignisfreiem Verlauf niedriger (29 %) als bei Patienten mit kardialen Komplikationen (54 %) oder mit erforderlichen Revaskularisationen (50 %) (p jeweils $<0{,}05$; Tabelle 7.1).

Wurde die Verteilung der Trendmuster nur bei den 129 Patienten mit stabiler Angina und gesicherter KHK zum Krankheitsverlauf in Beziehung gesetzt, so war kein Zusammenhang zwischen der Zahl der ST-Streckensenkungen ohne Herzfrequenzanstieg (Muster S 1) und dem Auftreten kardialer Komplikationen nachzuweisen (Abb. 7.8). Das relative Risiko für ein kardiales Ereignis war für KHK-Patienten mit ≥ 1 S 1-Episode nicht erhöht (alters- und geschlechtsadjustiertes Risiko nach dem Cox-Modell = 1,0 bei p = 0,93).

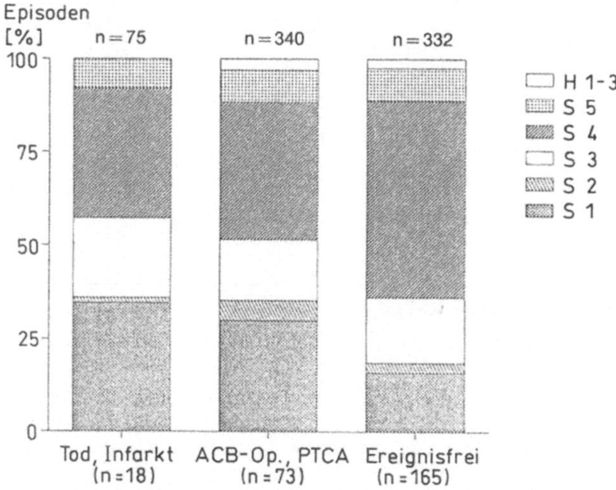

Abb. 7.7. Verteilung der ST-Strecken-/Herzfrequenzmuster in Abhängigkeit vom Krankheitsverlauf bei 256 Patienten mit stabiler Angina pectoris und unbekanntem Koronarstatus. *Oben* Zahl der Episoden; *unten (in Klammern)* Zahl der Patienten bei den 3 Verlaufsgruppen

Abb. 7.6a–c. Zirkadianverteilung der ST-Strecken-/Herzfrequenzmuster ohne ST-Streckenhebungen bei 134 KHK-Patienten mit stabiler Angina pectoris und 22 KHK-Patienten mit instabiler Angina pectoris. **a** Muster S1, **b** Muster S2 und S3, **c** Muster S4 und S5

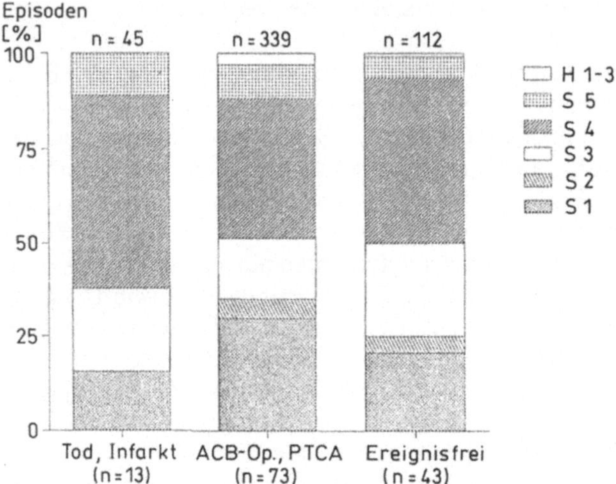

Abb. 7.8. Verteilung der ST-Strecken-/Herzfrequenzmuster in Abhängigkeit vom Krankheitsverlauf bei 129 Patienten mit stabiler Angina pectoris und gesicherter KHK. *Oben* Zahl der Episoden, *unten (in Klammern)* Zahl der Patienten bei den 3 Verlaufsgruppen

Tabelle 7.1. Krankheitsverlauf und Trendmuster bei 139 nachbeobachteten Patienten mit signifikanten ST-Streckenabweichungen im Langzeit-EKG. Angegeben ist der relative Anteil der Patienten (in %) mit mindestens einer dem Trendmuster entsprechenden Episode während der Langzeit-EKG-Aufzeichnung

	Kardialer Tod, Myokardinfarkt ($n = 13$)	ACB-Operation, PTCA ($n = 56$)	Ereignisfreier Verlauf ($n = 70$)
S 1	54	50	29[a]
S 2	8	21	9
S 3	54	52	46
S 4	69	89	79
S 5	38	32	33
H 1–3	0	4	7

[a] $p < 0{,}05$ vs. kardiale Komplikationen oder Revaskularisationen.

7.3 Diskussion

Es wurden mehrere Belastungs-EKG-spezifische Parameter beschrieben, deren Berücksichtigung zwar nicht die Treffsicherheit der Methode für den KHK-Nachweis, wohl aber die Identifizierung von besonders gefährdeten Patienten verbessert (Übersicht bei ACC/AHA Task Force on assessment of cardiovascular procedures 1986). Nach den vorliegenden Untersuchungsergebnissen könnte der Definition von Trendmustern, die den Zusammenhang zwischen ST-Strecken- und Herzfrequenzverhalten berücksichtigen, eine ähnliche, Langzeit-EKG-spezifische Bedeutung zukommen. So wurden Episoden mit einem vorangehenden Herzfrequenzanstieg, dessen Höhepunkt zu Beginn einer signifikanten ST-Streckensenkung bereits überschritten war, ausschließlich bei KHK-Patienten registriert. ST-Streckensenkungen ohne Herzfrequenzänderung erwiesen sich ebenfalls als hochspezifisch für eine zugrundeliegende KHK. Ihr relativer Anteil war bei Patienten mit koronarer 3-Gefäß-Erkrankung höher als bei Patienten mit koronarer 1- oder 2-Gefäß-Erkrankung. Signifikante ST-Streckensenkungen bei Nicht-KHK-Patienten waren dagegen charakteristischerweise von einem Herzfrequenzanstieg $\geq$ 20 Schläge/min auf $\geq$ 100 Schläge/min begleitet. Wie für einen positiven Langzeit-EKG-Befund (s. Kap. 4) bestand zwar auch für den Nachweis eines bestimmten Trendmusters kein KHK-unabhängiger Einfluß auf die Prognose. Aufgrund der unterschiedlichen diagnostischen Wertigkeit der einzelnen Trendmuster wies aber das Auftreten von ST-Streckensenkungen ohne Herzfrequenzänderung bei unbekanntem Koronarstatus auf ein erhöhtes Risiko für kardiale Komplikationen oder erforderliche Revaskularisationsmaßnahmen hin.

Der zeitliche Zusammenhang zwischen ST-Strecken- und Herzfrequenzverhalten gibt indirekt einen Hinweis auf den der Myokardischämie zugrundeliegenden pathophysiologischen Mechanismus, da die Herzfrequenz die wesentliche Determinante der Herzarbeit und damit des myokardialen O_2-Verbrauchs ist. Änderungen des systolischen Blutdrucks als der zweiten Determinante der Herzarbeit spielen nach Untersuchungen von Davies et al. (1983) für die Induktion unprovozierter Myokardischämien eine untergeordnete Rolle. Beim Vorliegen einer signifikanten Koronarstenose kann das Auftreten einer Myokardischämie entweder durch einen Anstieg des O_2-Verbrauchs oder eine Verminderung der O_2-Zufuhr verursacht sein. Im ersten Fall wird von einer Erhöhung der Herzarbeit bei konstanter Lumeneinengung ausgegangen, im zweiten Fall von einem verringerten poststenotischen Blutfluß bei zunehmender Obstruktion durch Tonusänderung der glatten Gefäßmuskulatur. In diesem Konzept wird das klinische Erscheinungsbild der stabilen Angina eher den fixierten, das der instabilien Angina eher den dynamischen Koronarstenosen zugeordnet (Gorlin et al. 1986). Die vorgestellten Langzeit-EKG-Befunde unterstützen diese These von unterschiedlichen pathophysiologischen Mechanismen bei verschiedenen Erscheinungsformen der KHK: Bei Patienten mit instabiler Angina pectoris überwogen Episoden ohne signifikante Herzfrequenzänderungen, während bei Patienten mit stabiler Angina häufiger Episoden mit vorangehendem oder begleitendem Herzfrequenzanstieg beobachtet wurden. Unter den KHK-Patienten mit stabiler Angina pectoris fanden sich ST-Streckensenkungen ohne wesentlichen Herzfrequenzanstieg häufiger bei Patienten mit variabler Anginaschwelle als bei Patienten mit streng belastungsabhängiger Symptomatik.

Die relative Verteilung der Trendmuster könnte bei den Patienten mit instabiler Angina pectoris von der antianginösen Therapie beeinflußt sein, weil eine Frequenzsenkung durch Bettruhe und β-Blockade wesentlicher Bestandteil der Behandlung war. Die absolute Zahl der S1-Episoden pro Patient war jedoch bei instabiler Angina (3,0 Episoden/KHK-Patient) ebenfalls höher als bei variabler Anginaschwelle (1,3 Episoden/KHK-Patient) und bei dieser wiederum höher als bei streng belastungsabhängiger Symptomatik (0,5 Episoden/KHK-Patient). Außerdem kann die unterschiedliche Trendmusterverteilung bei variabler Anginaschwelle und bei streng belastungsabhängigen Beschwerden nicht durch therapeutische Einflüsse erklärt werden, da diese beiden Patientengruppen unter identischen Bedingungen untersucht wurden. Die Befunde können deshalb als Hinweis darauf gewertet werden, daß das klinische Bild einer variablen Anginaschwelle einer Übergangsform zwischen der streng belastungsabhängigen Angina und der instabilen Angina entspricht. Diese These wird dadurch gestützt, daß sich für Patienten mit variabler Anginaschwelle eine deutliche Tendenz zu einer schlechteren Prognose gegenüber den Patienten mit streng belastungsabhängiger Symptomatik ergab (vgl. Kap. 4). Auch in bezug auf die Zirkadianverteilung ihrer ischämietypischen Episoden standen die KHK-Patienten mit variabler Anginaschwelle zwischen den Patienten mit streng belastungsabhängiger Symptomatik einerseits und den Patienten mit instabiler Angina pectoris andererseits. Die Zirkardianverteilung wurde allerdings durch den relativen Anteil von ST-Streckensenkungen ohne Herzfrequenzänderung in der jeweiligen Patientengruppe beeinflußt, denn die von anderen Arbeitsgruppen für Patienten mit stabiler Angina pectoris als typisch beschriebene Konzentration der Episoden auf die Vormittags- und Nachmittagsstunden (Deanfield et al. 1985; Hausmann et al. 1987) betraf nur ST-Strecken-Senkungen mit begleitendem oder vorangehendem Herzfrequenzanstieg (Abb. 7.6). Daher muß der Zirkadianverteilung der ischämietypischen Episoden keine unabhängige Bedeutung für die Charakterisierung der Patienten mit variabler Anginaschwelle zukommen.

Bisherige Untersuchungen zum Zusammenhang zwischen Herzfrequenz und ischämietypischen ST-Streckenabweichungen bezogen sich auf Herzfrequenzbestimmungen in der Phase, in der die ST-Streckenabweichung einer Episode gerade 0,1 mV erreichte (Deanfield et al. 1983; Hausmann et al. 1987). Rückschlüsse auf pathophysiologische Mechanismen wurden aus Vergleichen mit der Herzfrequenz 1 min vor diesem Zeitpunkt gezogen. Es ist jedoch davon auszugehen, daß die Auslösung der Ischämie früher anzusetzen ist, da sich eine ST-Streckenabweichung in der Regel allmählich entwickelt. Der Zeitraum zwischen dem Beginn der ST-Streckenabweichung und dem Erreichen einer Abweichung von 0,1 mV ist zudem sehr variabel. Daher verwundert es nicht, daß die genannten Autoren bei vergleichbaren Patientenkollektiven zu diskrepanten Ereignissen kamen: Deanfield et al. (1983) beschrieben nur bei 23 %, Hausmann et al. (1987) dagegen bei über 90 % der erkannten Episoden einen vorangehenden Herzfrequenzanstieg $\geq$10 Schläge/min.

In einer anderen Arbeit wurden mit Hilfe einer rechnergestützten Trendanalyse von ST-Strecke und Herzfrequenz 33 Aufzeichnungen von 11 Patienten mit stabiler Angina pectoris ausgewertet (Chierchia et al. 1983). Dabei wurde wie in den vorliegenden Untersuchungen der Beginn der ST-Streckenabweichung von der Isoelektrischen als Referenzzeitpunkt für die Herzfrequenzmessungen herangezogen. 20 % der 278 ischämietypischen Episoden ging ein

Herzfrequenzanstieg voraus. Der ganz überwiegende Teil der ST-Streckensenkungen war durch einen begleitenden Herzfrequenzanstieg charakterisiert. Diese Befunde stimmen mit den vorgestellten Ergebnissen überein.

Quyyumi et al. (1985) fanden bei 10 Patienten tendenzielle Zusammenhänge zwischen dem Ausmaß des Koronargefäßbefalls einerseits und der Häufigkeit, der Dauer und der maximalen ST-Streckenabweichung ischämietypischer Episoden im Langzeit-EKG andererseits. Bei den hier untersuchten 271 Patienten fand sich für Patienten mit Mehrgefäßerkrankungen zwar ebenfalls eine etwas höhere mittlere Episodenzahl. Außerdem übertraf der relative Anteil von ST-Streckensenkungen ohne Herzfrequenzanstieg bei 3-Gefäß-Erkrankungen den von 1- und 2-Gefäß-Erkrankungen. Die Unterschiede waren aber jeweils so gering, daß diese Langzeit-EKG-spezifischen Parameter für die prospektive Abschätzung der Ausdehnung des Koronargefäßbefalls wenig hilfreich sein dürften. Demgegenüber scheint die hohe KHK-Spezifität bestimmter ST-Strecken-/Herzfrequenzmuster von größerer, Langzeit-EKG-typischer diagnostischer und prognostischer Bedeutung zu sein.

8 Mögliche Bedeutung der ST-Segmentanalyse im Langzeit-EKG für die kardiologische Routinediagnostik

Ob eine Methode, die sich für bestimmte wissenschaftliche Fragestellungen bewährt hat, Eingang in die klinische Routine findet, hängt wesentlich von 2 Faktoren ab: erstens vom Personal- und Zeitaufwand, der für die Durchführung und Auswertung der Untersuchung erforderlich ist, und zweitens vom Ausmaß der Zusatzinformation, die die Methode im Vergleich zu herkömmlichen Techniken bietet.

Unter diesen Gesichtspunkten erscheint die ST-Segmentanalyse im 24-h-Langzeit-EKG momentan noch zu zeitintensiv. Der Aufwand für die Untersuchung selbst ist zwar gering; die trendgestützte Auswertung von 2 Ableitungen dauert jedoch in Abhängigkeit von der Zahl signifikanter ST-Streckenabweichen 1–3 h. Nach dem heutigen Stand der Technik dürfte sich die Analysedauer am effektivsten dadurch verkürzen lassen, daß das Langzeit-EKG-Auswertungssystem mit einem Personalcomputer (PC) verbunden wird. Dadurch kann eine visuell kontrollierbare Rhythmusanalyse mit einer rechnergestützten ST-Streckenanalyse (vgl. 2.3) kombiniert werden. Außerdem sind bei einer Speicherung der Untersuchungsergebnisse intra- und interindividuelle Befundvergleiche rasch zugänglich. Ein mögliches technisches Konzept für eine solche kombinierte Rhythmus- und ST-Streckenanalyse ist in der nachfolgenden Übersicht (s. gegenüberliegende Seite) wiedergegeben. Dabei wurden die hier vorgestellten Ergebnisse zur Validierung einer trendgestützten ST-Streckenauswertung berücksichtigt:

Während der visuell überwachten Arrhythmiediagnostik wird das EKG digitalisiert auf dem PC gespeichert. Parallel dazu erfolgt die Vorbereitung von Trenddarstellungen der Herzfrequenz, der ST-Streckenabweichung und der ST-Streckensteigung durch Mittelung der entsprechenden Schlag-zu-Schlag-Werte über ≤ 15 s. Weicht die QRS-Morphologie von der als „normal" vorgegebenen Form ab, bleibt die entsprechende Aktion für die Trendgenerierung unberücksichtigt. Sobald alle Daten der 24-h-Aufzeichnung vorliegen – bei mindestens 60facher Wiedergabegeschwindigkeit also spätestens nach 24 min – erfolgt die rechnergestützte Trendanalyse von Ableitung CM_5. Dazu werden die Trends während der erkannten Episoden auf dem Monitor dargestellt. Vom Trend der ST-Streckenabweichung aus kann das gespeicherte Original-EKG cursorgesteuert zu jedem beliebigen Zeitpunkt abgerufen werden. Die als ischämietypisch klassifizierten Episoden werden akzeptiert oder verworfen. Zur Kontrolle der rechnergestützten Analyse sind die Darstellung oder der Ausdruck der 24-h-Trends mit einer Auflösung von etwa 5 cm/h ausreichend.

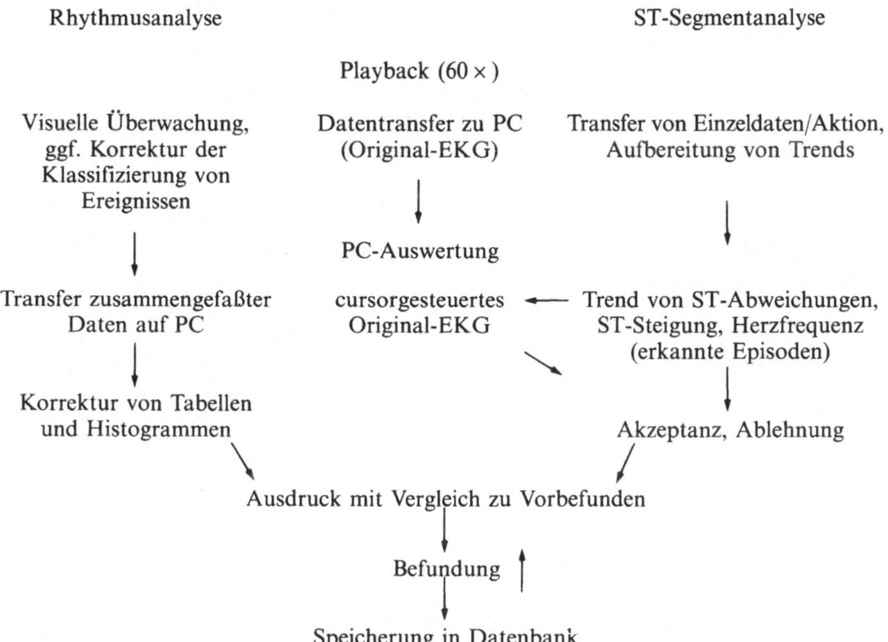

Solche Trends genügen zunächst auch für die Auswertung der 2. Ableitung. Nur wenn sich bei der visuellen Kontrolle der Trends Hinweise darauf ergeben, daß ischämieverdächtige Episoden in Ableitung CM_5 vom Algorithmus nicht erkannt wurden oder daß in der 2. Ableitung zusätzliche ischämieverdächtige Episoden auftraten, ist eine weitere Auswertung erforderlich, die dann gezielt zu den fraglichen Zeitpunkten erfolgen kann. Die Ergebnisse von Rhythmus- und ST-Segmentanalyse werden tabellarisch ausgedruckt, evtl. durch Histogramme veranschaulicht, befundet und in einer Datenbank gespeichert.

Nach diesem Konzept läßt sich die gesamte Langzeit-EKG-Auswertung von 2 Ableitungen so komprimieren, daß der Zeitaufwand dem Einsatz der Methode in der Routinediagnostik nicht im Wege stehen dürfte. Die Dauer der Auswertung hängt allerdings sehr davon ab, mit welcher Treffsicherheit die benutzten Algorithmen Rhythmusstörungen bzw. ischämietypische Episoden identifizieren. Technische Voraussetzung für die ST-Streckenanalyse ist eine originalgetreue Wiedergabe des Eingangs-EKG. Dabei erscheint es derzeit unerheblich, ob als Datenträger die herkömmlichen Magnetbänder oder ob Festspeicherrecorder mit einer hohen Speicherkapazität benutzt werden.

Bei welchen Fragestellungen sind von der ST-Segmentanalyse im Langzeit-EKG klinisch relevante Informationen zu erwarten, die mit der herkömmlichen EKG-Diagnostik nicht erfaßt werden können? Bei unbekanntem Koronarbefund ergibt sich aus den vorgestellten Befunden eine Indikation zur Langzeit-EKG-Untersuchung, wenn Patienten mit Angina pectoris über eine

Tabelle 8.1. Wertigkeit der ST-Segmentanalyse im Langzeit-EKG in Abhängigkeit von der Manifestationsform der KHK

Manifestationsform	Wertigkeit	Information
Unbekannter Koronarstatus		
– keine Angina	–	
– nur Belastungsangina	–	
– variable Anginaschwelle	+	KHK-Nachweis
– instabile Angina	?	Prognose
Bekannter Koronarstatus		
– KHK	?	Ischämiebelastung im Alltag
	?	Therapiekontrolle
Koronarsportler	(+)	Ischämiebezogene Arrhythmien
– keine KHK		
Ruhebeschwerden	+	Prinzmetal-Angina?

– keine wesentliche Information zu erwarten; ? fragliche Bedeutung der Information; (+) Information durch Rhythmusanalyse bedeutsamer; + sinnvolle Indikation.

variable Auslösbarkeit ihrer Beschwerden klagen (Tabelle 8.1). Als Screeningverfahren für den Nachweis stummer Ischämien bei asymptomatischen Patienten dürfte die Methode wegen der geringen KHK-Prävalenz in dieser Gruppe ebensowenig geeignet seit wie das Belastungs-EKG (Redwood et al. 1976; Berman et al. 1987). Bei Patienten mit streng belastungsabhängiger Angina ist umgekehrt die KHK-Prävalenz so hoch, daß eine invasive Abklärung der Beschwerden nicht von dem Ergebnis einer nichtinvasiven Untersuchung abhängig zu machen ist. Dem Nachweis therapierefraktärer ST-Streckenabweichungen im Langzeit-EKG kommt bei instabiler Angina pectoris nach übereinstimmenden Berichten mehrerer Autoren prognostische Bedeutung zu (Johnson et al. 1982; Gottlieb et al. 1986; Nademandee et al. 1987, Gottlieb et al. 1987). Allerdings ist bisher unklar, ob die Identifikation der besonders gefährdeten Patienten auch zu einer Verbesserung der Prognose beitragen kann.

Bei Patienten mit nachgewiesener KHK kann mit dem Langzeit-EKG die individuelle Ischämiebelastung im Alltag unabhängig von der Symptomatik beurteilt werden. Ob daraus Hinweise auf die Prognose oder Konsequenzen für die Therapie abzuleiten sind, bleibt momentan jedoch fraglich. Die Wirksamkeit einer antiischämischen Therapie ist durch Langzeit-EKG-Untersuchungen zu beurteilen, wenn ausreichend große Patientengruppen berücksichtigt werden. Die hohe Spontanvariabilität ischämietypischer Episoden verhindert aber in der Regel eine stichhaltige Aussage über den individuellen Therapieerfolg (Deanfield et al. 1986). Die hier an Koronarsportteilnehmern erhobenen Befunde weisen darauf hin, daß ein Teil dieser Patienten während der Trainingsstunden durch das Auftreten maligner ventrikulärer Arrhythmien besonders gefährdet sein dürfte. Daher scheint eine Langzeit-EKG-Untersuchung am Sportstundentag indiziert. Entscheidend ist die Rhythmusanalyse;

eine zusätzliche ST-Segmentanalyse gibt Aufschluß darüber, ob maligne Arrhythmien im Zusammenhang mit Myokardischämien auftreten. Bei Patienten ohne KHK kann die ST-Streckenanalyse im Langzeit-EKG besser als andere Methoden dazu beitragen, den klinischen Verdacht auf eine Prinzmetal-Angina zu bestätigen oder auszuschließen.

Zusammengefaßt dürften die Voraussetzungen für einen routinemäßigen Einsatz der ST-Segmentanalyse im Langzeit-EKG erfüllt sein. Von technischer Seite ist durch die Anwendung von Algorithmen, die zur Identifizierung und Charakterisierung ischämietypischer Episoden geeignet sind, eine wichtige Verkürzung der Auswertungsdauer zu erwarten. Diagnostisch oder prognostisch bedeutsame Informationen, die die herkömmliche nichtinvasive Diagnostik nicht vermittelt, liefert die Langzeit-EKG-Untersuchung nach den bisherigen Erkenntnissen vorwiegend bei Patienten mit belastungsunabhängig auftretender Angina pectoris.

9 Zusammenfassung

Technische Weiterentwicklungen der Langzeit-EKG-Systeme haben eine originalgetreue Wiedergabe des niederfrequenten ST-Segmentsignals ermöglicht. Dadurch können bei Patienten mit koronarer Herzkrankheit (KHK) passagere Myokardischämien im Langzeit-EKG erfaßt werden. Die visuelle Auswertung der Aufzeichnungen ist jedoch zeitaufwendig, und ihre Qualität hängt in hohem Maße von der Erfahrung und Konzentrationsfähigkeit des Auswerters ab. Ob dem Nachweis ischämietypischer Episoden im Langzeit-EKG bei unbekanntem Koronarbefund diagnostische oder prognostische Bedeutung zukommt, ist noch weitgehend ungeklärt. Aus diesen Gründen ist die Methode bisher nicht für die Routinediagnostik eingesetzt worden. Als Alternative zu der problematischen visuellen Auswertung bietet sich eine Trenddarstellung relativer ST-Streckenabweichungen von der Isoelektrischen an. Ziel der vorliegenden Arbeit war es, die Auswertung solcher ST-Streckentrends zu validieren und die klinische Bedeutung symptomatischer und asymptomatischer ST-Streckenabweichungen für verschiedene Patientengruppen zu analysieren.

Durch Aufzeichnungen von simulierten EKG-Signalen und von ST-Streckenänderungen während Koronardilatationen wurde untersucht, welche Voraussetzungen für den sensitiven Ischämienachweis in der Trenddarstellung erfüllt sein müssen. Dabei zeigte sich, daß für die Identifizierung kurzdauernder ischämietypischer Episoden und für die Abgrenzung gegenüber abrupten, als lagebedingt anzusehenden EKG-Änderungen eine Mittelung der relativen ST-Segmentabweichungen über ≤ 16 s wesentlich ist. Es wurde ein Algorithmus entwickelt, der durch die Speicherung und Aufbereitung über 9 s gemittelter Trenddaten eine rasche Wiedergabe und Charakterisierung der erkannten ischämietypischen Episoden ermöglichte. Bei der Analyse von 30 Aufzeichnungen koronarangiographierter Patienten wurden 95% der 102 ischämietypischen Episoden identifiziert.

Um den diagnostischen Stellenwert einer trendgestützten ST-Segmentanalyse im Langzeit-EKG zu ermitteln, wurden 271 Patienten mit stabiler Angina pectoris untersucht. Es handelte sich um ambulante Patienten ohne vorangegangenen Myokardinfarkt, bei denen wegen des Verdachts auf eine KHK die Indikation zur invasiven Abklärung gestellt wurde. 55 Patienten gaben ausschließlich belastungsabhängige Beschwerden an, während 216 Patienten eine variable Auslösbarkeit ihrer Symptome beschrieben. Die Prävalenz der KHK war bei Patienten mit streng belastungsabhängiger Symptomatik deutlich höher als bei Patienten mit variabler Anginaschwelle (90% vs. 54%, $p<0{,}001$).

Zwischen den KHK-Patienten beider Gruppen bestand jedoch kein Unterschied in bezug auf das Ausmaß der koronarmorphologischen Veränderungen. Sowohl im Belastungs- als auch im Langzeit-EKG betrug die Treffsicherheit für den KHK-Nachweis bei streng belastungsabhängiger Symptomatik 80%. Bei Patienten mit variabler Anginaschwelle war das Langzeit-EKG hingegen signifikant sensitiver (71% vs. 52%, $p<0,01$) und tendenziell spezifischer (63% vs. 58%) als das Belastungs-EKG. Patienten mit koronarer 3-Gefäß-Erkrankung boten häufiger ischämietypische Episoden im Langzeit-EKG als Patienten mit 1-Gefäß- ($p<0,05$) oder 2-Gefäß-Erkrankungen ($p<0,05$). ST-Streckenabweichungen bei Nicht-KHK-Patienten waren überwiegend durch Senkungen mit simultanem Herzfrequenzanstieg auf ≥ 100 Schläge/min charakterisiert. Dagegen erwiesen sich Episoden ohne signifikanten Herzfrequenzanstieg als hochspezifisch für das Vorliegen einer KHK. Beim Vergleich mit den Aufzeichnungen von 26 stationären Patienten mit instabiler Angina pectoris deuteten die Charakteristika und die Zirkardianverteilung der ischämietypischen Episoden darauf hin, daß die variabel auslösbare Angina als Übergangsform von der streng belastungsabhängigen Angina zur instabilen Angina angesehen werden könnte.

Zur Beurteilung der prognostischen Bedeutung ischämietypischer Episoden im Langzeit-EKG konnte der Krankheitsverlauf von 259 der 271 Patienten (96%) mit stabiler Angina pectoris herangezogen werden. Innerhalb des Beobachtungszeitraums von 20 ± 8 Monaten erlitten 18 Patienten (7%) einen Myokardinfarkt oder verstarben an kardialen Komplikationen. Im Gegensatz zu anderen möglichen Einflußgrößen wie Alter, Geschlecht, Anginagruppe und Belastungs-EKG-Befund ergab sich bei der multiplen logistischen Regressionsanalyse nach dem Cox-Modell für einen positiven Langzeit-EKG-Befund eine signifikante prognostische Bedeutung ($p=0,02$). Diese Bedeutung basierte ausschließlich auf der diagnostischen Treffsicherheit des Langzeit-EKG für den KHK-Nachweis, nicht auf einem KHK-unabhängigen prognostischen Einfluß.

Der Anteil stummer Ischämien an der Gesamtzahl der Episoden mit signifikanten ST-Streckenabweichungen betrug bei den KHK-Patienten mit stabiler Angina pectoris 77%. Bei den 39 Patienten mit sowohl symptomatischen als auch stummen Episoden waren symptomatische Ischämien durch eine längere Dauer ($p<0,001$), eine ausgeprägtere ST-Streckenabweichung ($p<0,001$) und den häufigeren Nachweis simultaner ST-Streckenabweichungen in den beiden registrierten Ableitungen CM_5 und CC_5 gekennzeichnet ($p<0,001$). Diese Befunde unterstützen die These, daß das Auftreten des Symptoms Angina pectoris vom Ausmaß der Myokardischämie beeinflußt wird.

Ein Zusammenhang zwischen ischämietypischen ST-Streckenabweichungen und ventrikulären Arrhythmien wurde bei keinem der 271 Patienten mit stabiler Angina pectoris und nur bei 1 von 26 Patienten mit instabiler Angina pectoris beobachtet. Die Untersuchung von 40 Teilnehmern an einer randomisierten Interventionsstudie zur Progression der KHK verdeutlichte aber, daß körperliche Anstrengungen das Auftreten von ischämiebezogenen malignen ventrikulären Rhythmusstörungen fördern können.

Nach den vorgestellten Ergebnissen ist für die trendgestützte ST-Segmentanalyse von Langzeit-EKG-Aufzeichnungen eine Mittelung der relativen ST-Streckenabweichung über maximal 16 s erforderlich. Von Algorithmen zur Identifizierung und Charakterisierung ischämietypischer Episoden kann eine für den routinemäßigen Einsatz wichtige Zeitersparnis erwartet werden. Durch die Erfassung spontaner Myokardischämien ist das Langzeit-EKG der Ergometrie bei der Abklärung von belastungsunabhängig auftretender Angina pectoris überlegen. In Ergänzung zur invasiven Diagnostik vermittelt das Langzeit-EKG Informationen, die zum Verständnis pathophysiologischer Zusammenhänge zwischen passageren Myokardischämien einerseits und dem Auftreten von Angina pectoris oder Arrhythmien andererseits beitragen.

Literatur

ACC/AHA (1986) Task force on assessment of cardiovascular procedures: guidelines for exercise testing. J Am Coll Cardiol 8:725–738

Armstrong WF, Jordan JW, Morris SN, McHenry PL (1982) Prevalence and magnitude of S-T segment and T wave abnormalities in normal men during continuous ambulatory electrocardiography. Am J Cardiol 49:1638–1642

Arnim T von, Gerbig HW, Erath A (1985) Arrhythmien im Zusammenhang mit transienten ST-Hebungen bei Prinzmetal-Angina: Auslösung durch Okklusion und Reperfusion. Z Kardiol 74:585–589

Arnim T von, Szeimies-Seebach U, Erath A, Schreiber M (1988) Nachweis von Ischämie-Episoden als Indikator für zukünftige kardiale Ereignisse bei Koronarpatienten. Multiple logistische Regressionsanalysen (Cox-Modell). Z Kardiol 77:137 (abstr)

Balasubramanian V, Lahiri A, Green HL, Stott FD, Raftery EB (1980) Ambulatory ST segment monitoring. Problems, pitfalls, solutions, and clinical application. Br Heart J 44:419–425

Barry J, Cohen RJ, Selwyn A, Ganz P, Sadeh D, Friedman PL (1987) Ambulatory monitoring of the digitized electrocardiogram for detection and early warning of transient myocardial ischemia in angina pectoris. Am J Cardiol 60:483–488

Bartel AG, Behar VS, Peter RH, Orgain ES, Kong Y (1974) Graded exercise stress tests in angiographically documented coronary artery disease. Circulation 49:348–356

Berman DS, Rozanski A, Knoebel SB (1987) The detection of silent ischemia: cautions and precautions. Circulation 75:101–105

Blackburn H (1969) The exercise electrocardiogram. In: Blackburn H (ed) Measurement in exercise electrocardiography. The Ernst Simonson Conference. Thomas, Springfield, IL, p 220

Bleifer SB, Bleifer DJ, Hansmann DR, Sheppard JJ, Karpman HL (1974) Diagnosis of occult arrhythmias by Holter electrocardiography. Prog Cardiovasc Dis 16:569–599

Bowles MJ, Khurmi NS, Davies AB, Raftery EB (1985) Multiple unipolar lead electrocardiographic monitoring during exercise in severe coronary artery disease: a comparison with bipolar lead monitoring. Int J Cardiol 9:199–209

Bragg-Remschel DA, Anderson CM, Winkle RA (1982) Frequency response characteristics of ambulatory ECG monitoring systems and their implications for ST segment analysis. Am Heart J 103:20–31

Brüggemann T, Andresen D, Schröder R (1989) ST-Strecken-Analyse im Langzeit-EKG: Amplituden- und Phasenantwort verschiedener Systeme im Vergleich zum Standard-EKG und deren Einfluß auf die originalgetreue Wiedergabe von ST-Strecken-Senkungen. Z Kardiol 78:14–22

Cecchi AC, Dovellini EV, Marchi F, Pucci P, Santoro GM, Fazzini PF (1983) Silent myocardial ischemia during ambulatory electrocardiographic monitoring in patients with effort angina. J Am Coll Cardiol 1:934–939

Chaitman BR, Bourassa MG, Wagniart P (1977) Improved efficiency of treadmill exercise testing using a multiple lead EKG system and basic hemodynamic exercise response. Circulation 57:71–79

Chaitman BR, Brevers G, Dupras G, Lesperance J, Bourassa MG (1984) Diagnostic impact of thallium scintigraphy and cardiac fluoroscopy when the exercise ECG is strongly positive. Am Heart J 108:260–265

Chierchia S, Lazzari M, Freeedman SB, Brunelli C, Maseri A (1983) Impairment of myocardial perfusion and function during painless myocardial ischemia. J Am Coll Cardiol 1:924–930

Chierchia S, Gallino A, Smith G, Deanfield J, Morgan M, Croom M, Maseri A (1984) Role of heart rate in pathophysiology of chronic stable angina. Lancet II:1354–1357

Cobb LA, Weaver WD (1986) Exercise: a risk for sudden death in patients with coronary heart disease. J Am Coll Cardiol 7:215–219

Cocco G, Braun S, Strozzi C, Leishman B, Chu D, Rochat N (1982) Asymptomatic myocardial ischemia in patients with stable and typical angina pectoris. Clin Cardiol 5:403–408

Conti CR, Brawley RK, Griffith LSC (1973) Unstable angina pectoris: morbidity and mortality in 57 consecutive patients evaluated angiographically. Am J Cardiol 32:745–750

Corr PB, Gillis RA (1978) Autonomic neural influences on the dysrhythmias resulting from myocardial infarction. Circ Res 43:1–9

Cox DR (1966) A simple example of a comparison involving quantal data. Biometrika 53:215–220

Crawford MH, Mendoza CA, O'Rourke RA, White DH, Boucher CA, Gorwit J (1978) Limitations of continuous ambulatory electrocardiogram monitoring for detecting coronary artery disease. Ann Int Med 89:1–5

Dagenais GR, Rouleau JR, Christen A, Fabia J (1982) Survival of patients with a strongly positive exercise electrocardiogram. Circulation 65:452–456

Davies AB, Balasubramanian V, Cashman PMM, Raftery EB (1983) Simultaneous recording of continuous arterial pressure, heart rate, and ST segment in ambulant patients with stable angina pectoris. Br Heart J 50:85–91

Deanfield JE, Selwyn AP, Chierchia S, Maseri A, Riberio P, Krikler S, Morgan M (1983) Myocardial ischaemia during daily life in patients with stable angina: its relation to symptoms and heart rate changes. Lancet I:753–758

Deanfield JE, Riberio P, Oakley K, Krikler S, Selwyn AP (1984a) Analysis of ST-segment changes in normal subjects: implications for ambulatory monitoring in angina pectoris. Am J Cardiol 54:1321–1325

Deanfield JE, Shea M, Riberio P, de Landsheere CM, Wilson RA, Horlock P, Selwyn AP (1984b) Transient ST segment depression as a marker of myocardial ischemia during daily life. Am J Cardiol 54:1195–1200

Deanfield JE, Shea MJ, Selwyn AP (1985) Clinical evaluation of transient myocardial ischemia during daily life. Am J Med [Suppl 3A] 79:18–24

Deanfield J, Selwyn AP, Healy MJ (1986) Variability of "stable angina" revealed by ST Holter monitoring: implications for clinical investigation. Circulation 74:II-400 (abstr)

Douglas JS, Hurst JW (1979) Limitations of symptoms in the recognition of coronary atherosclerotic heart disease. In: Hurst JW (ed) The heart, update I. McGraw-Hill, New York, pp 3–12

Droste C, Roskamm H (1983) Experimental pain measurement in patients with asymptomatic myocardial ischemia. J Am Coll Cardiol 1:940–945

Ehsani AA, Heath GW, Hagberg JM, Sobel BE, Holloszy JO (1981) Effects of 12 months of intense exercise training on ischemic ST-segment depression in patients with coronary artery disease. Circulation 64:1116–1124

Ehsani AA, Biello DR, Schultz J, Sobel BE, Holloszy JO (1986) Improvement of left ventricular contractile function by exercise training in patients with coronary artery disease. Circulation 74:350–358

Ellestad MH, Wan MKC (1975) Predictive implications of stress testing. Follow-up of 2700 subjects after maximum treadmill stress testing. Circulation 51:363–369

Ellestadt MH, Cooke BM Jr, Greenberg PS (1979) Stress testing: Clinical application and predictive capacity. Prog Cardiovasc Dis 21:431–460

Fletcher GF, Cantwell JD (1977) Ventricular fibrillation in a medically supervised cardiac exercise program. JAMA 238:2627–2629

Froelicher VF, Thompson AJ, Longo MR Jr, Triebwasser JH, Lancaster ML (1976) Value of exercise testing for screening asymptomatic men for latent coronary artery disease. Prog Cardiovasc Dis 18:265–276

Fuller CM, Raizner AE, Verani M, Nahormek PA, Chahine RA, McEntee CW, Miller RR (1981) Early postmyocardial infarction treadmill stress testing. Ann Int Med 94:734–741

Gallino A, Chierchia S, Smith G, Croom M, Morgan M, Marchesi C, Maseri A (1984) Computer system for analysis of ST segment changes on 24 hour Holter monitor tapes: comparison with other available systems. J Am Coll Cardiol 4:245–252

Gensini GG (1975) Coronary angiography. Futura, Mount Kisco/NY, p 272

Glazier JJ, Chierchia S, Brown MJ, Maseri A (1986) Importance of generalized defective perception of painful stimuli as a cause of silent myocardial ischemia in chronic stable angina pectoris. Am J Cardiol 58:667–672

Gorlin R, Fuster V, Ambrose JA (1986) Anatomic-physiologic links between acute coronary syndroms. Circulation 74:6–8

Gottlieb SO, Weisfeldt ML, Ouyang P, Mellitis ED, Gerstenblith G (1986) Silent ischemia as a marker for early unfavorable outcomes in patients with unstable angina. N Engl J Med 314:1214–1219

Gottlieb SO, Weisfeld ML, Ouyang P, Mellits D, Gerstenblith G (1987) Silent ischemia predicts infarction and death during 2 year follow-up of unstable angina. J Am Coll Cardiol 10:756–760

Gradman AH, Bell PA, DeBusk RF (1977) Sudden death during ambulatory monitoring: clinical and electrocardiographic correlations. Report of a case. Circulation 55:210–211

Grüntzig A, Senning A, Siegenthaler WE (1979) Nonoperative dilatation of coronary artery stenosis. Percutaneous transluminal coronary angioplasty. N Engl J Med 301:61–68

Hagberg JM, Ehsani AA, Holloszy JO (1983) Effect of 12 months of intense exercise training on stroke volume in patients with coronary artery disease. Circulation 67:1194–1199

Hausmann D, Nikutta P, Daniel WG, Hartwig CA, Wenzlaff P, Lichtlen PR (1987) ST-Strecken-Analyse im 24-h-Langzeit-EKG bei Patienten mit stabiler Angina pectoris und angiographisch nachgewiesener Koronarsklerose. Z Kardiol 76:554–562

Heller GV, Ewing Garber C, Connolly MJ, Allen-Rowlands CF, Siconolfi SF, Gann DS, Carleton RA (1987) Plasma beta-endorphin levels in silent myocardial ischemia induced by exercise. Am J Cardiol 59:735–739

Hellstrom HR (1979) Evidence in favor of the vasospastic cause of coronary artery thrombosis. Am Heart J 97:449–452

Hinkle LE (1982) Short-term risk factors for sudden death. Ann NY Acad Sci 382:22–38

Hoberg E, Schwarz F, Kübler W (1987) Stumme Ischämien bei stabiler Angina pectoris. Dtsch Med Wochenschr 112:1197–1200

Hohnloser SH, Kasper W, Zehender M, Geibel A, Meinertz T, Just H (1988) Silent myocardial ischemia as a predisposing factor for ventricular fibrillation. Am J Cardiol 61:461–463

Hollman J, Austin GE, Grüntzig AR, Douglas JS, King SB (1983) Coronary artery spasm at the site of angioplasty in the first two months after successful percutaneous transluminal coronary angioplasty. J Am Coll Cardiol 2:1039–1045

Hossack KF, Hartwig R (1982) Cardiac arrest associated with supervised cardiac rehabilitation. J Cardiac Rehabil 2:402–408

Janse MJ (1987) Arrhythmias during acute ischemia in experimental models. In: Burgada P, Wellens HJJ (eds) Cardiac arrhythmias: Where to go from here? Futura, Mount Kisco/NY, pp 105–128

Johnson SM, Mauritson DR, Winniford MD, Willerson JT, Firth BG, Cary JR, Hillis LD (1982) Continuous electrocardiographic monitoring in patients with unstable angina pectoris. Identification of a high-risk subgroup with severe coronary disease, variant angina and/or impaired early prognosis. Am Heart J 103:4–10

Judkins MP (1967) Selective coronary arteriography: I. A percutaneous transfemoral technique. Radiology 89:815–823

Kaplan EL, Meier P (1958) Nonparametric estimation from incomplete observations. J Am Stat Assoc 53:457–481

Kaplan MA, Harris CN, Aronow WS, Parker DP, Ellestad MH (1973) Inability of the submaximal treadmill stress test to predict the location of coronary disease. Circulation 73:250–256

Keleman MH, Gillialan RE, Bouchard RJ (1973) Diagnosis of obstructive coronary disease by maximal exercise and atrial pacing. Circulation 48:1227–1244

Lachmann AB, Semler HJ, Gustafson RH (1965) Postural ST-T wave changes in the radioelectrogram simulating myocardial ischemia. Circulation 31:557–563

Leach JR, Charles N, Sands MJ Jr, Lochman AS, Skinner W (1982) Cardiac arrest during exercise training after myocardial infarction. Conn Med 46:239–243

Levy RD, Shapiro LM, Wright C, Mockus LJ, Fox KM (1986) The haemodynamic significance of asymptomatic ST segment depression assessed by ambulatory pulmonary artery pressure monitoring. Br Heart J 56:526–530

Malliani A, Schwartz PJ, Zanchetti A (1980) Neural mechanisms in life-threatening arrhythmias. Am Heart J 100:705–715

McNeer JF, Margolis JR, Lee KL (1978) The role of the exercise test in the evaluation of patients of ischemic heart disease. Circulation 57:64–70

Mead WF, Pyfer HR, Trombold JC, Fredrick RC (1976) Successful resuscitation of two near simultaneous cases of cardiac arrest with a review of fifteen cases occurring during supervised exercise. Circulation 53:187–189

Meissner MD, Morganroth J (1986) Silent myocardial ischemia as a mechanism of sudden cardiac death. Clin Cardiol 4:593–605

Mukharji J, Rude RE, Poole WK et al. (1984) Risk factors for sudden death after acute myocardial infarction: two-year follow-up. Am J Cardiol 54:31–36

The Multicenter Postinfarction Research Group (1983) Risk stratification and survival after myocardial infarction. N Engl J Med 309:331–336

Nademanee K, Singh BN, Guerrero J, Hendrickson JA, Intarachot V, Baky S (1982) Accurate rapid compact analog method for the quantification of frequency and duration of myocardial ischemia by semiautomated analysis of 24-hour Holter ECG recordings. Am Heart J 103:802–813

Nademanee K, Intarachot V, Josephson MA, Rieders D, Vaghaiwalla M, Singh BN (1987) Prognostic significance of silent myocardial ischemia in patients with unstable angina. J Am Coll Cardiol 10:1–9

Nair R, Allan K, Reg N, Baird MG, Beanlands DA, Higginson LA (1983) A comparison of clinical treadmill predictors of prognosis following acute myocardial infarction. J Am Coll Cardiol 1:717–732

Parker JO, Chiong MA, West RC, Case RB (1969) Sequential alterations in myocardial lactate metabolism. ST segments and left ventricular function during angina induced by atrial pacing. Circulation 40:113–131

Penny WJ (1984) The deleterious effects of myocardial catecholamines on cellular electrophysiology and arrhythmias during ischaemia and reperfusion. Eur Heart J 5:960–973

Pogwizd SM, Corr PB (1987) Reentrant and nonreentrant mechanism contribute to arrhythmogenesis during early myocardial ischemia: results using three-dimensional mapping. Circ Res 61:352–371

Quyyumi AA, Wright C, Fox L (1983) Ambulatory electrocardiographic ST segment changes in healthy volunteers. Br Heart J 50:460–465

Quyyumi AA, Mockus L, Wright C, Fox KM (1985) Morphology of ambulatory ST segment changes in patients with varying severity of coronary artery disease. Br Heart J 53:186–193

Quyyumi AA, Raphael M, Perrins EJ, Shapiro LM, Rickards AF, Fox KM (1986) Incidence of spasm at the site of previous successful transluminal coronary angioplasty: effort of ergometrine maleate in consecutive patients. Br Heart J 56:27–32

Redwood DR, Borer JS, Epstein SE (1976) Whither the ST segment during exercise? Circulation 54:703–707
Robb GP, Marks HH (1967) Postexercise electrocardiogram in arteriosclerotic heart disease. JAMA 200:110–118
Rocco MB, Nabel EG, Campbell S, Goldman L, Barry J, Mead K, Selwyn AP (1988) Prognostic importance of myocardial ischemia detected by ambulatory monitoring in patients with stable coronary artery disease. Circulation 4:877–884
Roitman D, Jones WB, Sheffield LT (1970) Comparison of submaximal exercise ECG test with coronary cineangiocardiogram. Ann Intern Med 72:641–647
Rutherford JD, Braunwald E, Cohn P (1988) Chronic ischemie heart disease. In: Braunwald E (ed) Heart disease. Saunders, New York, p 1317
Sachs L (1984) Die Auswertung von Vierfeldertafeln. In: Sachs L (Hrsg) Angewandte Statistik, 6. Aufl. Springer, Berlin Heidelberg New York Tokyo, S 230–290
Savage DD, Castelli WP, Anderson SJ, Kannel WB (1983) Sudden death during ambulatory electrocardiographic monitoring: the Framingham study. Am J Med 74:148–152
Schuler G, Schlierf G, Wirth A et al. (1988) Low-fat diet and regular, supervised physical exercise in patients with symptomatic coronary artery disease: reduction of stress-induced myocardial ischemia. Circulation 77:172–181
Schwarz PJ, Billmann GE, Stone HL (1984) Autonomic mechanisms in ventricular fibrillation induced by myocardial ischemia during exercise in dogs with healed myocardial infarction. Circulation 69:790–800
Sharma B, Asinger R, Francis GS, Hodges M, Wyeth RP (1987) Painless ischemia in out of hospital ventricular fibrillation. Am J Cardiol 59:740–745
Sheffield L (1988) Exercise stress testing. In: Braunwald E (ed) Heart disease. Saunders, New York, p 225
Sheps DS, Adams KF, Hinderliter et al. (1987) Endorphins are related to pain perception in coronary artery disease. Am J Cardiol 59:523–527
Shyu BC, Andersson SA, Thorén P (1982) Endorphin mediated increase in pain threshold induced by long-lasting exercise in rats. Life Sci 30:833–840
Sones FM, Shirey EK (1962) Cine coronary angiography. Mod Concepts Cardiovasc Dis 31:735–749
Stern S, Tzivoni D (1974) Early detection of silent ischaemic heart disease by 24-hour electrocardiographic monitoring of active subjects. Br Heart J 36:481–486
Stern S, Tsivoni D, Stern Z (1975) Diagnostic accuracy of ambulatory ECG monitoring in ischemic heart disease. Circulation 52:1045–1049
Stern S, Gavish A, Weisz G, Benhorin J, Tzivoni D (1986) Characteristics of silent and symptomatic myocardial ischemia during everyday activity. Circulation 74:II-57 (abstr)
Sylvén C, Jonzon B, Brandt R, Beermann B (1987) Adenosine-provoked angina pectoris-like pain-time characteristics, influence of autonomic blockade and naloxone. Eur Heart J 8:738–743
Tzivoni D, Benhorn J, Gavish A, Stern S (1985) Holter recording during treadmill testing in assessing myocardial ischemic changes. Am J Cardiol 55:1200–1203
Waters DW, Bosch X, Bouchard A, Moise A, Roy D, Pelletier G, Théroux P (1985) Comparison of clinical variables and variables derived from a limited predischarge exercise test: a predictory of early and later mortality after myocardial infarction. J Am Coll Cardiol 5:1–9
Weaver WD, Cobb LA, Hallstrom AP (1983) Importance of exercise-induced ventricular arrhythmia in malignant ventricular arrhythmia (letter). Am J Cardiol 51:1570
Weidinger F, Hammerle A, Sochor H, Smetana R, Frass M, Glogar D (1986) Role of beta-endorphins in silent myocardial ischemia. Am J Cardiol 58:428–430
Weiland A (1988) Detektion von ST-Strecken-Variationen im Langzeit-EKG. Diplomarbeit im Studiengang Medizinische Informatik, Fachhochschule Heilbronn/Universität Heidelberg
Weiner DA, Ryan TJ, McCabe CH et al. (1984) Prognostic importance of a clinical profile and exercise test in medically treated patients with coronary artery disease. J Am Coll Cardiol 3:772–779